TRAITEMENT DES DARTRES

PAR

LA MÉTHODE EXPULSIVE

Paris. — Typographie de Henri Plon, 8, rue Garancière.

TRAITEMENT DES DARTRES

PAR

LA MÉTHODE EXPULSIVE

DU DOCTEUR

FÉLIX ROCHARD

MÉDECIN DES PRISONS DE LA SEINE

CHEVALIER DE L'ORDRE IMPÉRIAL DE LA LÉGION D'HONNEUR

(Mémoires communiqués à l'Académie des Sciences.)

PARIS

HENRI PLON, IMPRIMEUR-ÉDITEUR

RUE GARANCIÈRE, 10

Et chez l'auteur

BOULEVARD SAINT-MICHEL, 9

1866

TABLE DES MATIÈRES.

AVANT-PROPOS

L'étude des maladies de la peau fait l'objet de nos méditations depuis plus de vingt-cinq ans. Nous avons introduit dans la science des idées nouvelles sur l'anatomie et la physiologie de l'enveloppe cutanée, et nous avons été conduit à la découverte d'un traitement particulier. De nombreuses guérisons obtenues, soit dans les hôpitaux, soit dans notre pratique privée, ont démontré à nos confrères et aux malades l'efficacité thérapeutique de notre méthode.

Ces travaux et ces succès ont nécessairement suscité des oppositions ; mais comme le progrès finit toujours par l'emporter sur les traditionnels errements de la routine, nous avons maintenant le bonheur de voir nos doctrines accueillies par l'École de Paris, acceptées par la grande majorité des praticiens, et suivies par la jeune génération médicale.

Comme complément de nos précédents travaux, nous publions aujourd'hui les mémoires que nous avons communiqués à l'Académie des sciences, et qui ont pour but de déterminer d'une manière précise les caractères et le traitement rationnel des Dartres.

Si, comme nous l'espérons, quelque lumière est projetée sur cette question, — jusque-là si obscure, — nous nous en réjouirons, à la pensée surtout des heureux résultats qu'en retireront les malades.

Une grande impulsion est donnée au mouvement scientifique, et nous apportons notre pierre à l'édifice. Quand tout marche, ne pas avancer, c'est reculer.

F. ROCHARD.

Paris, 4 mars 1866.

TRAITEMENT DES DARTRES

PAR

LA MÉTHODE EXPULSIVE

I

CONSIDÉRATIONS HISTORIQUES SUR LES MALADIES DE LA PEAU.

> Nec quod oculi spectaculum sibi vindi-
> cant, ipsa ratio respuit.
> Lorry, *De morbis cutaneis*, p. 8.
> La raison accepte ce que les yeux voient.

Les dermatologistes ont l'habitude, dans leurs ouvrages, d'exposer une nomenclature, un arrangement méthodique des espèces morbides. Quel que soit l'ordre des idées qui a présidé à ces arrangements, il est évident qu'ils offrent un avantage réel, celui de saisir d'un coup d'œil l'ensemble des maladies. Mais un examen sérieux montre bientôt de nombreuses défectuosités dans le groupement de ces espèces, et l'on ne tarde pas à se convaincre que, dans l'état actuel de la science, il est encore impossible de trouver une base sérieuse sur laquelle on puisse élever une bonne classification. C'est pourquoi, avant de nous occuper de semblables recherches, nous avons pensé qu'il était préférable de présenter quelques considérations historiques sur le mouvement des idées qui s'est opéré dans la pathologie cutanée. Le flambeau du passé projetant ses clartés sur le présent indiquera tout naturellement la voie dans laquelle on doit trouver désormais la base d'une classification durable. Cette base, c'est l'anatomie·

Si l'étude des maladies de la peau est devenue pour nous l'objet de méditations profondes, c'est que nous y avons été conduit par l'absence de données positives sur la véritable nature et la thérapie rationnelle de ces maladies. Porter quelques lumières sur la relation intime de ces deux importantes questions, tel est le but de nos efforts. Mais pour bien comprendre les difficultés qui accompagnent nos tentatives, et saisir à travers les siècles l'enchaînement logique des faits, il faut pour cela consulter l'histoire de la dermatologie. Elle nous apprendra qu'au milieu

des obscurités qui n'ont jamais cessé de l'enve-
lopper depuis son origine, trois obstacles invin-
cibles ont empêché cette partie de la science de
faire de rapides progrès; d'abord l'apparition
successive des maladies de la peau chez les
différents peuples de l'antiquité, puis les idées
abstraites ou notions trop générales sur lesquelles
reposent les diverses doctrines; enfin l'ignorance
où l'on a été jusqu'ici de l'anatomie et de la physiologie de la peau.

De toutes les parties de l'art de guérir traitées
par les anciens, il est bien remarquable, dit
Lorry, que ce sont les maladies de la peau qui
ont été le plus négligées. Elles étaient peu
connues des premiers Grecs, soit à cause de la
sobriété de leurs mœurs, soit à cause de la salu-
brité de leur climat. Homère, Hésiode, ne font
aucune mention des maladies cutanées, bien que
cependant Homère ait décrit dans l'*Odyssée* la
malpropreté des pauvres ou des hommes négligés
dans leur toilette. Thucydide, Diodore de Sicile,
ne parlent de ces maladies que comme étant très-
rares et ne les connaissant que par ouï-dire. Ils
croyaient qu'elles n'affectaient que les barbares
et les Asiatiques vivant dans la mollesse; et encore, à l'égard des Perses, est-il bien certain

qu'ils n'ont contracté ces maladies que par le contact des étrangers avec lesquels ils faisaient du commerce.

Les Romains, pendant le temps que dura l'austérité de leurs mœurs, ne connurent point également les maladies de la peau, lesquelles ne se voyaient que chez les vils esclaves et les bestiaux. Mais aussitôt que la civilisation développa chez ces peuples des habitudes de paresse, de gourmandise, de débauche, et surtout l'usage des cosmétiques, déjà condamné autrefois par Galien, on vit apparaître le cortége hideux des éruptions cutanées.

Cependant il y a des peuples chez lesquels d'affreuses maladies de la peau ont existé de toute antiquité, les Égyptiens et les Arabes des bords de la mer Rouge. Personne n'ignore que le climat insalubre de ces peuples est dû à l'humidité entretenue par des eaux stagnantes et aux émanations putrides sous un ciel brûlant, circonstances qui expliquent comment les maladies de la peau peuvent se propager par voie d'infection; et si l'on ajoute à ces causes la misère, la nourriture presque exclusive de poisson et la privation d'eaux potables, on aura certainement toutes les conditions les plus graves sous l'influence desquelles se sont développées les maladies cutanées en Orient.

La première mention des maladies de la peau se trouve dans les livres sacrés. Le Pentateuque indique les différences d'aspect entre quelques affections cutanées contagieuses et celles qui ne le sont pas.

Moïse donne avec soin les caractères des lèpres, afin d'isoler les personnes qui en sont atteintes du reste du peuple hébreu. (*Levit.*, ch. XIII.)

Jusqu'au temps de l'invasion des Sarrasins en Europe et des croisés en Orient, les Anglais, les Allemands et les Français n'avaient jamais été affectés de ces maladies contagieuses. Les historiens français qui ont signalé des éruptions à la peau les rapportent à la nature de l'érysipèle. Mais si des maladies contractées sous un ciel insalubre ont pu s'atténuer et disparaître dans nos climats par la manière sobre dont vivaient nos ancêtres, les auteurs reconnaissent que le progrès du luxe, la corruption des mœurs, le désir immodéré des jouissances et la misère ont développé au milieu des sociétés modernes cette foule de maladies cutanées qui feront l'objet de nos travaux.

La variole, la rougeole, la scarlatine, apparaissent chez les Arabes au sixième siècle, et, vers la fin du quinzième siècle, une nouvelle maladie contagieuse, la syphilis, vient épouvanter le monde.. Quelle que soit son origine, elle apporte certainement des formes dermiques nouvelles et des lésions diverses dans tous les tissus.

Cette multiplicité de causes contribua évidemment à obscurcir davantage le diagnostic, le pronostic et le traitement des maladies de la peau.

Du reste, dans cette longue période où apparaissent successivement Hippocrate, Celse, Pline, Galien, Arétée, Alexandre de Tralles, Aétius, Paul d'Égine, etc., le diagnostic et le traitement de ces maladies étaient restés sans progrès par la raison que leur description incomplète était confuse, éparse dans les livres de ces auteurs, sans classifications, sans dénominations précises.

Les médecins arabes, traducteurs malhabiles des auteurs grecs et latins, changent les dénominations employées avant eux et contribuent à augmenter cette confusion. Quoiqu'ils nous aient laissé une description assez exacte de la variole, de la rougeole et de l'éléphantiasis, c'est l'empirisme le plus aveugle qui a régné à cette époque.

Au moyen âge, après la destruction de la

bibliothèque d'Alexandrie, le mal empire encore. Les ouvrages originaux perdus n'étaient plus connus que par les commentaires arabes, et comme, en général, l'expérience manquait aux médecins qui les traduisaient, il s'ensuivit que la multiplicité des maladies cutanées graves qui se produisirent en Orient pendant les guerres des croisés mit le comble aux incertitudes. Le mot lèpre devint le terme générique qui désigna toutes les formes, quelles qu'elles fussent. Il ne surgit à cette époque aucun ouvrage digne d'être consulté, aucun traitement rationnellement applicable.

Les deux épidémies de cette longue période, remarquables par leur étendue et leur durée, ont été écrites, la première, la lèpre, par Théodoric et Gilbert; la seconde, la syphilis, par les auteurs contemporains de la première apparition du fléau, Leonicenus, 1495; Pinctor, 1499; Grunbeck, 1503; Benedetti, Torella, Menardi, Frascator, Nicolas Massa, en étudièrent particulièrement les variétés.

Ainsi il faut traverser toute la nuit du moyen âge jusqu'au seizième siècle pour voir la dermatologie s'éclairer d'une lumière nouvelle. A ce moment, en effet, on revient à la lecture des écrits originaux des Grecs et des Latins; l'observation clinique acquiert plus d'exactitude, la science une tendance plus positive. On sent l'influence exercée par le génie de Bacon, par cette induction méthodique qui, procédant toujours du connu à l'inconnu, n'acceptant comme vrai que ce qui est démontré, conduit seule à un progrès certain.

Aussi, en ce qui concerne les affections cutanées, un des premiers effets de cette transformation fut-il de les encadrer dans une monographie, de leur assigner une nomenclature. On se fait une idée plus nette des lésions extérieures, on pénètre plus avant dans l'examen des causes.

Si pourtant, malgré tous ces efforts, la connaissance des maladies de la peau reste encore stationnaire de Mercuriali à Lorry, c'est que, depuis les temps les plus reculés jusqu'à la fin du siècle dernier, elles n'ont jamais cessé d'être soumises à certaines idées dominantes qui ont contribué à les obscurcir.

Ainsi, dans la doctrine hippocratique, les maladies cutanées sont considérées soit comme des crises ou des affections dépuratoires; suivant Galien, en vertu du mouvement de ses quatre humeurs s'exerçant du centre à la circonférence,

la bile jaune ou verte en serait la cause essentielle, en sorte que tous les médecins grecs et
arabes ont cru réellement, d'après lui, que ces
maladies dépendaient d'un excès ou d'une grande
ardeur de la bile porracée.

Vers la Renaissance, on admet des virus, des
ferments qui agissent sur le sang et principalement
sur la lymphe, en communiquant à ces humeurs
une âcreté d'intensité variable. De là ces expressions de sang, de lymphe âcre, de virus herpétique, vice dartreux, consacrées dans la pratique, et
qui ne sont pas entièrement effacées de nos jours.

On le voit, dans toutes les théories antérieures,
les symptômes sont comme non avenus. C'est aux
humeurs qu'on fait jouer le rôle prépondérant,
qui la lymphe, qui le sang, qui la bile, qui la
pituite. La thérapeutique, d'après ces doctrines,
négligeait l'élément cutané pour ne s'occuper
que de la purification ou de l'élimination des
humeurs peccantes ou viciées. Il suffit d'ouvrir
les livres des Mercuriali, des Hafferenfer, des
Minadous, des D. Turner et des Lorry surtout,
pour se convaincre de la vérité de ce jugement
et constater la tendance générale de l'opinion
dans cette période. On était resté, au point de
vue du diagnostic et du traitement, au temps

d'Hippocrate et de Galien. On supposait des causes hypothétiques.

Nous ferons remarquer toutefois, à l'égard de Lorry, que cet auteur, tout en sanctionnant la doctrine dépuratoire, adopte une voie plus rationnelle dans son exposition des influences extérieures et intérieures. L'état scrofuleux surtout fixe son attention d'une manière particulière, et, dans l'étiologie des herpès, reconnaissant l'insuffisance des théories humorales, il admet, portant sur l'organisation, quatre ordres de causes occasionnelles : la scrofule, l'innéité herpétique (la dartre), l'arthritis et la syphilis ; enfin, il divise la symptomatologie des herpès en quatre périodes.

Quoique les opinions de Lorry soient regardées aujourd'hui comme insuffisantes, toujours est-il que ce savant médecin, en répudiant les causes occultes, s'est évidemment élevé au-dessus de ses contemporains.

Ces tendances nouvelles ne sont pas les seules qui distinguent Lorry ; il en est d'autres plus importantes que nous indiquerons à la place qu'elles doivent occuper dans le cours de notre historique. Changeant ici de point de vue, l'observation des phénomènes cutanés devient la méthode dominante qui conduit à la vérité. A une époque où la pathologie cutanée existait à peine, Hippocrate avait déjà remarqué que les mêmes éruptions diffèrent entre elles, suivant qu'elles existent *par elles-mêmes* ou qu'elles sont le dépôt d'un état morbide ; ce qui semble indiquer que les premières ont une origine toute locale, et que les secondes sont subordonnées à un principe couvant quelque temps dans les profondeurs de l'économie avant de se traduire au dehors.

Galien lui-même, en divisant les maladies cutanées en deux classes selon qu'elles siégent à la tête ou sur les autres points du corps, avait opposé le caractère général au caractère spécial. Ces rudiments d'une doctrine qui est la vraie base de la dermatologie ne reçoivent une extension heureuse qu'après plusieurs siècles. Ainsi Minadous, en 1660, à l'instar d'Hippocrate, divise les maladies de la peau en simples ou locales et en organiques, ou, ce qui équivaut dans sa pensée, affectant tout ou une partie de la constitution.

Mais ce fut Lorry qui le premier sépara d'une manière flagrante les espèces dépendant d'une cause morbide cachée dans l'organisme et et qu'il distingue en critiques et en symptomatiques, de celles qui naissent directement dans la peau, l'envahissant dans son ensemble ou dans quelques-unes de ses parties constituantes.

Cette division atteste une tendance dont se ressent sa thérapeutique, et s'il accorde, comme ses devanciers, une très-grande importance à la médication interne, il a, un des premiers, fait une large part aux applications topiques.

De même on retrouve la division de Galien dans Mercuriali, D. Turner, etc., qui étudient les maladies de la peau suivant leur siége à la tête ou sur le reste du corps ; teignes et dartres des Français. Or cette division, qui a paru dénuée de fondement à quelques dermatologistes, se trouve cependant justifiée par ce fait remarquable que la couperose, le favus, le sycosis, l'impétigo, par exemple, occupent ou à peu près exclusivement la tête, tandis que l'eczéma, le psoriasis, etc., apparaissent plus généralement sur tous les points du corps.

Tant qu'on resta convaincu que les dermatoses se rattachaient à une altération des liquides, on ne songeait guère à observer leur phénomène extérieur ; il fallait avant tout purifier, éliminer le principe vicié. Nul ne sentait le besoin d'une distinction sérieuse.

Les premières tentatives de classification, d'après les aspects anatomo-pathologiques, se trouvent dans Mercuriali, qui établit trois groupes : 1° modifications de couleur à la peau ; 2° saillies rudes et inégales ; 3° diverses tumeurs dont il ne donne pas la description. Riolan fils, qui vient ensuite, partage les variétés en pustules, difformités et tubercules.

Quoique défectueuses, ces classifications méritent d'être appréciées comme essai de réforme. Mais l'ère réformatrice ne commence en réalité qu'au moment où l'anatomie de la peau est mieux connue, car, dit M. Cazenave, « l'histoire de la pathologie cutanée témoigne à chaque pas de l'influence qu'ont eue sur les maladies de la peau les opinions émises sur sa structure ».

Malpighi, le premier qu'on doive consulter en anatomie cutanée, n'hésite pas à admettre les glandes sudoripares, mentionnées d'abord en 1683, par Nicolas Stenon, sous le nom de *fontes sudoris* ; lui-même, en 1696, découvre les glandes sébacées. Morgagni, Boerhaave, Ab. Kaaw, neveu de ce dernier, reconnaissent ces deux ordres de glandes. Les premières sont appelées glandes miliaires par Boerhaave, et les secondes, les glandes sébacées, ne tardent pas à être regardées comme pouvant être le siége de plusieurs affections dermiques.

Ces données positives de la nouvelle structure de la peau étaient déjà répandues, lorsque Ruysch contesta avec une grande opiniâtreté le caractère glanduleux des cystes sébacés et leur existence sur toute la surface de la peau. Dans sa réponse à Boerhaave, il représente ces glandes en partie comme des papilles pathologiques, en partie comme une dégénérescence des extrémités des vaisseaux.

Tel fut l'ascendant de Ruysch qne ces erreurs se propagèrent et subsistèrent jusqu'à la fin du siècle dernier dans les ouvrages des anatomistes et des physiologistes les plus distingués.

Cependant il y eut des médecins qui surent profiter des nouvelles découvertes de Malpighi, comme le prouve le savant Astruc, qui assigne aux glandes sébacées le siége de l'orgelet, du furoncle et notamment de la couperose ; il place dans les glandes miliaires celui de l'anthrax, de l'érythème urticaire, de l'ecthyma, de l'herpès simple ou miliaire, et à l'extrémité de leurs con-

duits excréteurs les sudamina. La teigne, attribuée d'une manière vague à la tête, est fixée
par lui dans les follicules pileux. Il ne regarde
pas les dartres comme des affections des glandes
sébacées ; elles atteindraient les cellules du
corps muqueux.

En dépit de ces données, la plupart d'une
exactitude remarquable, beaucoup de médecins
confondaient ensemble les glandes sudoripares,
les glandes sébacées et les follicules pileux,
entre autres D. Turner, qui n'ignorait pourtant
point les découvertes de Malpighi.

Lorry indique d'une manière parfaitement distincte les glandes sébacées et les follicules pileux. Dans ses *Considérations générales sur la
peau,* ce médecin érudit signale les glandes de
Morgagni ou sébacées aux bords des paupières,
aux ailes du nez, où il constate des points noirs
produits de la matière excrétée, aux aisselles,
aux aines, aux lèvres de la vulve, au prépuce ;
dans toutes ces parties, il reconnaît une humeur
sébacée ou plutôt onctueuse, parfois fétide, quelquefois inodore et d'un aspect brillant comme
l'huile rosat. Le siége des glandes et la nature
de leur sécrétion sont ici nettement précisés ;
mais, dans plusieurs endroits de son livre,

Lorry fait servir ces mêmes glandes à l'excrétion des humeurs viciées, dans le sens des anciens. C'est pourquoi les. médecins qui lui succédèrent ne firent pas beaucoup d'attention à ce qu'il enseignait sur la texture et les fonctions de ces organes.

Quoique Lorry ait été très-vague à l'égard du siége des maladies de la peau, on ne peut s'empêcher de remarquer cependant que, dans la section qu'il consacre à celles qui ont leur origine dans le derme, celui-ci n'est pas considéré par lui comme une simple enveloppe du corps, mais comme un composé de vaisseaux de tout genre, de nerfs, de follicules, etc. ; de plus, Lorry reconnaît que l'action cutanée, variable d'intensité sous diverses influences non naturelles, donne lieu à des modifications incessantes dans les produits sécrétés, lesquels impliqueraient des diversités de tissus. « A chacun sa sécrétion, sa couleur. L'écoulement des humeurs variables dans leur nature ne s'effectue pas de la même manière, comme on le pensait autrefois d'après Hippocrate. De même que toutes ces choses constituent des différences naturelles, de même également elles peuvent produire des états morbides divers. » — « Sua cuique crassities, color

» suus. Nec idem est, teste jam dudùm Hippo-
» crate, humorum exitus, nec eadem horum na-
» tura. Quæ omnia cùm differentias naturales
» constituant, tùm morbosas etiam possunt indu-
» cere (1). »

Par cette citation, nous avons voulu prouver que ces vues nouvelles, bien qu'énoncées d'une manière générale, n'en étaient pas moins l'expression d'un progrès réel vers la doctrine des localisations, dont la formule se déduit logiquement de la connaissance que Lorry avait de la structure et des fonctions de la peau. Seulement il ne sut point appliquer cette donnée à la genèse des formes dites élémentaires.

Quelques années plus tard, en 1791, Jackson Séguin, médecin anglais, cherche à expliquer les causes et la nature des maladies de la peau d'après leur siége anatomique, et en forme trois groupes :

1° Sécrétions vicieuses des glandes sébacées ;

2° États pathologiques des follicules pileux ;

3° États pathologiqués des vaisseaux de la peau (exhalants).

Pour motiver cette classification, il est rationnel, dit Jackson, d'admettre que des parties

(1) Lorry, page 480.

aussi essentiellement différentes sous le rapport de la structure, de leurs qualités particulières et de leur usage, que les glandes sébacées, les bulbes des cheveux et les vaisseaux exhalants, doivent être également sujets à des changements qui leur sont propres. »

Tels sont les essais de localisation qui se sont produits sous l'influence des recherches anatomiques de Malpighi et de Boerhaave. Mieux connus, ces travaux auraient certainement fait subir à la doctrine des maladies de la peau la réforme si nécessaire qui ne commence que de nos jours. Deux circonstances importantes à noter ont retardé ce mouvement, l'oubli des connaissances en anatomie et la tendance des médecins à se créer des systèmes nosologiques.

En effet, les professeurs d'anatomie et de physiologie, partisans de Ruysch, considéraient la peau comme un organe simple, une membrane composée de plusieurs feuillets superposés. Cette opinion dura encore assez avant dans notre siècle, puisque, malgré les travaux d'Eichhorn, de Dutrochet, de Blainville, de Weber, etc., on la trouve tout entière dans l'*Anatomie* de Gauthier.

« Alors, dit M. Cazenave, la peau était pour tout le monde une membrane d'enveloppe, composée du derme et de l'épiderme, séparée par un corps muqueux, constitué lui-même par quatre couches, les *bourgeons sanguins,* deux *albides,* une profonde et une superficielle, séparées par les *gemmules.* C'était, je le répète, une membrane d'enveloppe susceptible de maladies d'un même genre et d'une nature identique, mais affectant des formes diverses. Excepté quelques affections tout à fait spéciales, toutes ces formes morbides appartenaient à une seule famille, aux dartres, et cela était la conséquence logique du principe faux qui faisait de la peau un seul et même organe. »

Quant à la propension à systématiser, son influence n'est pas moins saillante. Joseph Plenck, professeur à l'université de Vienne, comprenant la valeur des caractères anatomo-pathologiques, essaye, pour les maladies cutanées, ce que Linné avait réalisé pour le règne végétal. Convaincu qu'il pouvait rattacher toutes les variétés pathologiques qui se montrent à la peau à un petit nombre de formes, il eut l'idée d'une classification nouvelle, qu'il publia en 1776.

Le premier, Plenk reconnaît quatorze espèces de phénoménalités morbides dont chacune, dans sa pensée, constitue une affection *sui generis.* Il se trompait, puisque en réalité deux ou plusieurs de ces manifestations, la pustule ou la croûte, peuvent apparaître dans le cours d'une même maladie. Toutefois, il n'oublia pas d'indiquer les glandes cutanées comme siége des papules, des pustules et des tubercules. Et si, d'une part, il attribue l'herpès à une acrimonie bilieuse qui se porte sur ces parties, d'autre part, il professe que le *scabies capitis* (achor) est une évacuation de l'humeur sébacée des glandes de la tête. — Ici la pathologie humorale semble céder le pas au solidisme.

En 1798, Willan, médecin de Londres, reprend l'idée de Plenck, qu'il modifie ; sans s'arrêter à l'impression d'un aspect immédiat, il recherche la lésion élémentaire, comme phénomène le plus significatif. Ainsi, ce ne seront point les squames plus ou moins humides de l'eczéma, mais bien les vésicules, qui donneront la caractéristique de la maladie. Il contemple donc la lésion élémentaire dans son évolution primitive, la suit dans son développement, et remarque que, si parfois les apparences du début inclinent à s'effacer dans son cours, elles n'en procèdent pas moins d'une origine parfaitement distincte. Willan s'applique dès lors à réunir ses divers états

pathologiques avec plus d'exactitude, et en forme
huit ordres, fondés sur les éléments, vésicules,
papules, pustules, squames, etc.

Il retrouve, de la sorte, la chaîne des phénomènes, le critérium des groupes naturels, et,
chemin faisant, les traits différentiels dont l'ensemble, mis en parallèle, aboutit à la véritable
création du diagnostic. Ce fut là tout le mérite
du système anglais, qui permettait enfin la description plus claire et plus précise des espèces.
Mais la classification était défectueuse, en ce
sens qu'un grand nombre d'affections cutanées
n'y avaient pas leur place, et que la thérapeutique, sans indications réelles, restait livrée à
l'empirisme. Il ne pouvait guère en être autrement, si l'on considère que cette classification,
basée exclusivement sur les formes extérieures,
ne prenait en considération ni le siége ni la nature des affections cutanées, ni leurs rapports
avec l'organisme en général. De plus, la coordi-
nation établie par Willan est tout à fait arbitraire.
Dans une classification dont la forme extérieure
constitue l'essence, on ne comprend pas que les
exanthèmes — une des éruptions les plus superficielles — soient relégués au troisième rang,
que les pustules figurent intermédiairement aux

vésicules et aux bulles, que celles-ci précèdent les vésicules qui n'en sont qu'un premier degré, et qu'enfin les macules — simples taches — viennent en dernier lieu.

Cette irrégularité s'explique par la négligence que Willan et ses disciples apportaient à l'étude de l'anatomie et de la physiologie de la peau. Dans l'école de Willan, on ne fait nullement mention des travaux de Boerhaave, d'Astruc, de Lorry, de Jackson; seulement Bateman observe que l'acné punctata est due à une accumulation de matière dans les glandes sébacées.

Biett adopte la méthode germanico-anglaise, il la développe avec ordre, et comme ses descriptions sont précises et claires, on peut dire que, par son enseignement clinique, il l'a naturalisée en France. Mais ce qui contribua surtout à la répandre et à l'imposer, ce fut la puissante impulsion que Bichat imprimait alors à l'étude anatomique. Sous l'influence de cet immortel génie, le solidisme allait s'affermissant. On acceptait l'initiative de Pinel s'efforçant de localiser les états inflammatoires dans les tissus, tous les observateurs étaient entraînés vers les applications anatomo-pathologiques.

Ainsi considérer le siége anatomique; étudier

avec soin les altérations matérielles des organes
et les symptômes correspondants; se défier de
toute généralisation, comme propre à égarer
l'esprit, telle était la marche nouvelle. On l'ac-
cueillit avec d'autant plus de faveur en pathologie cutanée, qu'elle bannissait à peu près toute
idée de cause générale, de vice constitutionnel
et d'altération en dehors de l'inflammation locale.
L'inflammation et ses produits constituant ainsi
toute la maladie, la meilleure classification
dermatologique devait être celle qui prenait sa
source dans l'élément anatomo-pathologique.

Malheureusement, Plenck et Willan, manquant
de notions sur la structure de la peau, ne pou-
vaient, dans chaque cas, apprécier la diversité
des tissus altérés. Pour suppléer à cette insuffisance, on comprend qu'ils ont dû apporter d'autant plus d'attention à constater et à suivre le
développement des lésions extérieures. Willan,
imbu de cette nécessité, a compris, en effet, que
le perfectionnement d'une nomenclature cutanée
dépendait de l'examen minutieux que l'on pouvait faire des altérations anatomiques du tégument, de leur marche, de leurs complications,
de leurs suites. Aussi la classification de Willan,
malgré ses défauts, qui tiennent en partie à

l'état peu avancé de la science, en partie à l'imperfection inévitable de tout essai nouveau, doit-elle être regardée comme la plus simple et la plus naturelle.

Biett, qui en fut le partisan, lui a fait subir quelques heureuses modifications. Néanmoins, reconnaissant des maladies qui, par leur nature, ne peuvent se rapporter à aucun des huit ordres, il se vit forcé d'ajouter une catégorie annexe, adoptée depuis par MM. Cazenave et Schœdel.

Alibert n'accepte pas la méthode anglaise, qui séparerait ce qui doit être réuni et réunirait ce qui doit être séparé ; le signe tiré de la seule lésion élémentaire, en raison de sa disparition et de sa transformation possibles, ne saurait être pour la classification un caractère suffisant. « C'est plutôt, dit-il, quand la dermatose est développée, quand elle a acquis son entier accroissement qu'il est important de lui assigner le rang qu'elle doit occuper dans le cadre nosologique. »

Aussi la classification de cet auteur repose-t-elle sur l'ensemble des phénomènes généraux. Chacune de ses divisions renferme les maladies dont l'affinité se manifeste, dans les causes, les symptômes, la marche ou le traitement. Il cherche par ce rapprochement à introduire en dermatologie ce que Jussieu avait fait avec succès dans le jardin de Trianon, où ce savant naturaliste offrit l'intéressant spectacle des végétaux rangés d'après leurs analogies et leurs rapports mutuels.

Alibert arriva ainsi à établir douze groupes, qu'il sépare en genres, espèces et variétés. Un seul coup d'œil suffit néanmoins pour apercevoir l'hétérogénéité des éléments qui composent plusieurs de ces catégories, défaut qui n'est pas compensé, comme dans la nomenclature de Willan, par des lumières sur le diagnostic. Il n'en ressort aucune utilité pratique évidente, sauf en ce qui concerne les syphilides et les affections strumeuses.

Toutefois, ce qui porta un coup fatal à la classification d'Alibert, fut, d'un côté, de l'avoir symbolisée dans un arbre, l'*arbre des dermatoses,* où le tronc figure la peau, les branches les genres, les rameaux les espèces et les ramuscules les variétés. La poésie s'accorde mal avec la médecine! D'autre part, d'avoir maintenu la théorie du vice dartreux, et enfin d'avoir substitué aux noms consacrés par l'usage des dénominations nouvelles, peu harmonieuses, difficiles à prononcer et à retenir.

Au reste, sans insister davantage, s'il est vrai que la lésion élémentaire soit insuffisante au point de vue d'une bonne classification, Alibert aurait commis une plus grave erreur en assimilant, par l'imitation des méthodes naturelles, aux attributs normaux des êtres vivants des phénomènes morbides variables.

Quoi qu'il en soit, les classifications de Willan et d'Alibert ont certainement imprimé un progrès à la science en éclairant le diagnostic différentiel des maladies cutanées, et en permettant de les étudier méthodiquement à toutes les phases de leur évolution.

Dans leur préoccupation à préciser le phénomène local, Biett et Alibert n'ont pas néanmoins méconnu l'importance qui s'attache à l'examen du tégument externe. « L'homme, dit ce dernier, s'est toujours cherché dans son intérieur; il s'est négligé dans son enveloppe... Chacune des parties qui constituent cet admirable tissu a, pour ainsi dire, des maladies qui lui sont propres. Vous en serez bientôt convaincu si vous étudiez avec soin l'éléphantiasis dans le chorion, l'icthyose dans l'épiderme, le prurigo dans le corps papillaire, la carcine dans le névrilème, les éruptions vareuses dans les canaux sébipares, et les exanthèmes dans le corps réticulaire. »

Ailleurs, blâmant l'omission des recherches anatomiques, il ajoute : « Quoique l'anatomie morbide du tissu dartreux présente des difficultés (attendu que les phénomènes morbides mènent rarement à la mort), il est pourtant très-aisé de voir que les modes d'altération les plus familiers à la peau, quand elle a plus ou moins ressenti les effets de l'inflammation chronique, consistent dans *des changements anormaux presque tous relatifs à sa texture.* »

Biett, de son côté, discutant le siége anatomique de l'eczéma, s'exprime ainsi : « La structûre anatomique de l'enveloppe tégumentaire présente une sorte d'incertitude. Depuis Malpighi, on a vu éclore une foule de travaux importants sur l'anatomie de cette enveloppe. Mais ceux qui se succèdent détruisent presque toujours ceux de leurs devanciers; on tombe dans le vague et l'on est forcé de renoncer à l'idée d'établir une classification d'après le siége précis de chaque forme. Le temps viendra sans doute où des travaux anatomiques plus exacts

2.

jetteront de vives lumières sur la pathologie du derme. Alors on pourra établir les bases d'une classification plus exacte, plus simple et moins incontestable. »

Malgré ces prévisions encourageantes, telle était, en ce qui concerne la structure de la peau, l'ignorance commune que les paroles d'Alibert et de Biett passèrent inaperçues ; on sentait toutefois de plus en plus l'insuffisance du système anglais ; un grand nombre de médecins, revenant avec Alibert aux idées de Lorry, dirigèrent principalement leur attention vers le rapport qui existe entre l'état général de l'organisme et les affections cutanées. On peut diviser ces médecins en trois catégories : 1° ceux qui, avec quelques modifications, ont conservé la méthode de Willan : MM. Rayer, Gibert, Devergie, Cazenave et Schœdel, etc. ; 2° ceux qui, dans leurs investigations anatomo-pathologiques, s'efforcent d'établir une similitude de caractères entre les lésions internes et les lésions externes, ainsi l'école allemande, Samuel Plumbe, Schoenleïn, Fuchs, Rosembaüm, Hebra, etc. ; 3° enfin ceux qui, n'usant de la classification de Willan que comme moyen distinctif des formes et sans égard pour les conditions de structure, n'envisagent que les dispositions constitutionnelles et l'ensemble de l'économie : ici apparaissent M. Baumès et sa théorie des fluxions, M. Hardy et ses diathèses, M. Bazin et ses maladies constitutionnelles. Pour ce dernier, le plus radical, il n'y aurait pas de maladie de la peau, partant *point de pathologie cutanée*. Conclusion passablement hardie! qui pourrait sans doute marquer le dernier terme de la science, si chaque jour, en dehors de deux écoles extrêmes, celle de Willan, qui ne constate rien au delà de la lésion élémentaire, et celle de M. Bazin lui-même, qui rapporte toutes les affections cutanées à des états morbides de l'organisme, ne s'effectuait pas un progrès incessant dans les découvertes relatives à la structure et aux fonctions de la peau.

Ce progrès n'atteignit pas immédiatement son apogée. C'est d'abord la patiente et laborieuse Allemague, qui utilise dans ce sens les récents travaux de Kruiskshand, d'Eichhorn, de Dutrochet, de Strauss, etc.

Dès 1824, S. Plumbe divise les dermatoses non-seulement par leurs signes apparents, mais d'après certaines particularités de localisation : l'acné, le sycosis, le porrigo, paraissent à cet auteur avoir leur siége anatomique dans les glandes sébacées et les follicules pileux; la lèpre, le psoriasis, le pityriasis, l'icthyose dans les vaisseaux producteurs de l'épiderme.

De 1829 à 1844, Struve, d'un côté, assignant aux formes élémentaires pour point de départ presque exclusif le corps papillaire, en qualité d'organe sécréteur de l'épiderme, classe les maladies de la peau selon qu'elles sont exemptes d'altération de structure ou de couleur, qu'elles offrent l'une ou l'autre de ces altérations, ou toutes les deux à la fois. D'autre part, M. Rosembaüm transporte ce rôle pathogénique aux glandes sébacées, considérant les différentes éruptions comme des degrés seulement d'un même état pathologique.

Revenant en France, où Alibert et Biett avaient appelé l'attention des observateurs sur l'anatomie de la peau, nous trouvons, en 1835, les remarquables recherches de Breschet et de Roussel de Vanzème concernant le tégument, qui, d'après eux, serait composé d'organes très-distincts, d'appareils à fonctions bien séparées: les glandes sébacées et les follicules pileux déjà connus; les glandes sudoripares, dont l'existence avait été souvent contestée; le corps papillaire, où réside l'innervation ; les vaisseaux lymphatiques, destinés à l'absorption ; un appareil blennogène ou de sécrétion de l'épiderme ; un appareil chromatogène, sécréteur de la matière colorante.

Réfléchissant à cette organisation si complexe, Breschet fut conduit à penser que si on parvenait à localiser les maladies de la peau, c'est-à-dire en prenant pour guide l'anatomie, à fixer leur siége respectif, « ce serait un véritable progrès pour la médecine et l'anatomie pathologique ».

Frappé de l'idée de Breschet, M. Devergie essaye, mais en vain, de lui donner suite. M. Cazenave la reprend avec plus de succès en empruntant à certains dermatologistes allemands leur procédé de localisation. En 1843, il s'applique, dans un mémoire savant, à démontrer que l'étude anatomico-physiologique peut seule porter la lumière sur l'étiologie, la pathogénie et la thérapeutique des maladies cutanées. S'attachant dès lors à découvrir dans les tissus l'altération propre à chaque variété spéciale, il rapporte le siége des exanthèmes au réseau vasculaire sanguin, celui des vésicules aux glandes sudoripares, celui des pustules aux follicules sébacés, pileux, et au réseau lymphatique, celui des papules aux papilles nerveuses, celui des tubercules au tissu fibreux.

Malheureusement, c'est l'anatomie encore imparfaite et même fautive de Breschet dont il s'inspire. Aussi les notions contenues dans son travail n'ont-elles pas, dénuées d'exactitude, la portée que leur accorde M. Cazenave, ces lésions ne correspondant pas avec les siéges par lui indiqués.

Il serait injuste, toutefois, de contester les services rendus par cette tentative de localisation; M. Cazenave a pu donner, par exemple, une histoire plus complète de l'acné, du sycosis, du favus; mais il se méprend en plusieurs points essentiels sur la nature et le siége de l'eczéma, du psoriasis, du pityriasis, du lichen. S'il est vrai, comme l'assure M. Cazenave, que dans la pathologie cutanée le point le plus important de tous soit l'étude graphique, impliquant la distinction du mal; que la connaissance de la lésion élémentaire détermine le siége de l'affection; que celle du siége conduise à la démonstration de la cause, à l'appréciation de la nature des accidents et au choix rationnel du traitement, disons cependant que, dans l'application, cette formule ne fournit certainement pas des indications aussi exactes que M. Cazenave le suppose. Enfin, un reproche qu'on pourrait faire à cet auteur, c'est d'avoir voulu, devançant la science, indiquer un siége anatomique à toutes les maladies cutanées et d'avoir adopté d'une manière trop générale l'opinion de Broussais, de M. Rayer et de beaucoup de médecins allemands, qui considèrent ces affections comme un produit de l'inflammation. Aussi la thérapeutique est-elle restée généralement inefficace entre les mains des médecins qui adoptèrent la doctrine de M. Cazenave.

Si, depuis les travaux de Breschet, il n'est pas encore permis d'assigner un siége anatomique incontestable à chacune des maladies cutanées, la faute doit en être attribuée aux lacunes qui existent sur ce point dans la plupart des auteurs classiques d'anatomie et de physiologie. Mais les tendances dans cet ordre de recherches ne sont pas moins constantes, et nous sommes heureux de constater ici que notre éminent anatomiste M. Sappey présume qu'une réforme radicale s'opérera sur une base fournie par la structure et les fonctions de l'enveloppe tégumentaire. « C'est, dit-il, en effet, à partir de l'époque où le microscope a été appliqué à l'exploration de nos tissus, que l'histoire de la peau a pu s'enrichir assez rapidement de faits empreints de quelque exactitude. Ces faits sont déjà assez nombreux pour jeter un vif intérêt sur l'anatomie et la physiologie de cet organe, et le moment n'est peut-être pas éloigné où ils seront assez multipliés pour nous éclairer sur le point de départ, c'est-à-dire sur le véritable siége de chacune des affections comprises dans le vaste cadre de la pathologie cutanée. »

Depuis Malpighi, on le voit, les découvertes en anatomie dermique ont exercé une influence marquée sur les opinions de Morgagni, de Boerhaave, d'Astruc, de Lorry, d'Alibert, de Biett, de Breschet, de l'école allemande, de MM. Cazenave et Sappey, puisque tous admettent que les éléments constitutifs de la peau peuvent chacun être affectés séparément. Les erreurs de la localisation, dérivant d'une science imparfaite, ne prouvent rien contre la vérité du principe qu'en médecine aucune notion positive ne saurait exister si elle ne repose sur l'anatomie et la physiologie. La cause qui a précipité certains dermatologistes dans les hypothèses et les entités morbides n'est autre que le dédain qu'ils ont manifesté pour cette double branche de nos connaissances.

Galien avait déjà pressenti cette vue nouvelle, lorsque, en parlant des maladies nerveuses, il s'exprime ainsi : « Ce n'est pas à deviner comme un augure la cause du mal que doit s'attacher le médecin, ni aux dieux qu'il faut la demander, mais c'est aux connaissances anatomiques qu'il faut avoir recours. *Neque nervorum originem, divinantium more, à diis petere, sed ex experto dissectore discere oportet.* » Enfin, *in De constitutione artis medicæ*, l'illustre médecin de Pergame montre que la médecine, si elle veut avoir une base solide, doit s'appuyer sur l'anatomie et la physiologie ; car, dit-il, pour bien apprécier la constitution des organes à l'état de maladie, il faut préalablement connaître la constitution de ces mêmes organes à l'état sain.

En confirmation des réflexions de Galien, on peut ajouter ce passage d'un discours prononcé le 8 décembre 1851 par M. Claude Bernard, à l'ouverture de son cours de médecine et de physiologie au Collége de France : « Rien ne saurait être créé en pathologie sans que la physiologie vienne en quelque sorte y présider. On est complétement dans le faux lorsqu'on admet des entités, des principes morbides en dehors de la physiologie... Certaines affections de la peau ne sont qu'une amplification de structure ou d'une action naturelle... La pathologie arrivera à pouvoir se greffer sur la physiologie. »

Aujourd'hui, s'il est encore impossible de tenter une réforme complète de la pathologie cutanée, nous nous sommes efforcé du moins d'en opérer une partielle en mettant en œuvre ce que nous connaissons de l'anatomie et de la physiologie de la peau. Mais disons auparavant que la science a été devancée par l'expérience ; nous guérissions depuis longtemps un certain nombre de maladies cutanées rebelles, lorsque, voulant nous rendre compte d'une thérapeutique par laquelle se produisent des phénomènes identiques ou analogues dans un ordre constamment le même, nous avons dû porter toute notre attention sur la structure et les fonctions tégumentaires.

D'abord, la disparition de la congestion qui accompagne les dartres s'effectuait en même temps que les produits morbides se modifiaient dans leur couleur et leur quantité, ce qui nous fit comprendre que la peau ne reprenait son aspect naturel que lorsque notre médication en avait rétabli l'acte physiologique. Puis, notant avec soin les phénomènes pathologiques qui ne sont que l'exagération des actes naturels de chaque élément, nous sommes arrivé par cette voie à découvrir le siége précis des affections dartreuses et à en éclairer l'étiologie et la pathogénie.

Enfin, grâce à l'investigation microscopique, pénétrant plus avant dans la connaissance intime du tissu dermique, nous avons pu nous convaincre que ses éléments procédaient d'une origine commune, la cellule du tissu cellulaire ou conjonctif.

Toutefois, pour bien comprendre le mode curatif de notre méthode, cet examen analytique de la peau dans son ensemble et ses parties devait se féconder encore; il nous a paru utile d'étudier cette membrane comparativement avec les muqueuses, les séreuses, et divers organes splanchniques ayant avec elles d'évidentes analogies de tissus et de fonctions.

Cette comparaison, en effet, nous a conduit d'une part à reconnaître un principe commun de genèse, la *cellule,* dont nous avons parlé, entre les éléments constituants des tissus soumis au parallèle, et partant d'autre part à préjuger, malgré la variété des apparences, l'identité de nature des lésions siégeant sur chacun d'eux, à la périphérie ou à l'intérieur.

C'est ce que Lorry avait déjà dit en parlant des herpès : « *Morbi isti affines inter se ex eâdem oriundi prosopiâ plùs gradu et nomine differunt quàm naturâ.* »

« Ces maladies ont entre elles une affinité et une origine communes, elles diffèrent plus par leur degré et par leur nom que par leur nature. »

Maintenant, l'unité de formation soit de l'enveloppe cutanée ou des membranes internes étant démontrée, nous en avons déduit cette conséquence toute naturelle, qu'un même médicament pouvait être applicable dans des cas en apparence très-différents. *Naturam morborum ostendit curatio* (Morgagni).

Disons, en terminant, que si notre thérapeutique a contribué à élucider l'étiologie et la nature des dartres, son efficacité consiste surtout dans la puissante attraction du dedans au dehors, ou *poussée,* que, par une imitation du mouvement physiologique de la peau, le médicament détermine sur l'emplacement même du mal. Cette expulsion locale des produits morbides caractérise la méthode que nous avons appelée *expulsive,* à cause de l'action spéciale du nouveau composé chimique, iode et calomel, que nous employons.

Pour l'innocuité, comme pour l'efficacité, notre méthode comporte d'incontestables avantages. Il est certainement des cas invétérés dans lesquels elle doit échouer comme les autres : comment restituer aux tissus la texture normale et la vitalité qu'ils ont perdues? Mais dans les cas moins désespérés, et alors que les traitements ordinaires demeurent infructueux, son emploi est généralement suivi des modifications les plus favorables et les plus promptes, et, loin que l'action du nouveau composé chimique altère le tissu cutané, elle contribue plutôt à rendre à ce tissu le poli et la souplesse de l'état sain.

Chez un grand nombre de malades, l'éruption, de date fort ancienne, avait été inutilement combattue par des médications suivies et régulières. Beaucoup d'entre eux avaient passé plusieurs saisons aux eaux minérales, notamment à Louesche, l'une des sources les plus réputées contre les dermatoses chroniques, et n'en avaient retiré aucun profit. Au lieu de s'amender, le mal, chez la plupart, s'était aggravé. La santé, enfin, se trouvait généralement compromise par de fâcheuses complications, soit des migraines opiniâtres, des palpitations, de la gastralgie, de la constipation ou un trouble notable dans la menstruation. Or, tous ces accidents ont cédé à notre traitement dans l'espace de deux à six mois au plus : les téguments détergés, modifiés, ont recouvré leurs propriétés normales en même temps que la santé générale s'est rétablie.

Ces résultats s'expliquent, du reste, si l'on considère l'énergie de l'action topique du médicament; sous l'empire de cette stimulation, la peau s'anime, la circulation s'accélère, la chaleur augmente. Une *poussée* abondante se fait sur les parties altérées. La matière de cette excrétion est constamment identique avec celle fournie naturellement par la maladie elle-même, pus, sérosité, squames, selon que l'on a affaire à une acné, à un eczéma, à un psoriasis. Survient bientôt une détente, les croûtes, les squames tombent et laissent à nu une surface de moins en moins malade, à mesure que les opérations se répètent. Quand la poussée ne se fait plus, que l'excrétion se tarit tout à fait, c'est que la guérison est obtenue.

La répercussion a été objectée. Cet inconvénient, qu'on peut redouter des médications agissant par suppression directe du mal, n'est pas possible avec un remède qui, loin de retenir au dedans les principes morbides, les force, attirés vers le derme, à sortir par les voies excrétoires. *Causâ sublatâ tollitur effectus.*

II

PATHOGÉNIE ET TRAITEMENT DES DARTRES.

En acceptant le mot *dartres* pour caractériser
toute une grande classe d'affections cutanées,
nous ne nous sommes pas dissimulé les objections
qui devaient s'élever contre notre nomenclature.
La réaction provoquée par celle d'Alibert qui,
réunissant ces affections, en avait formé un de
ses groupes, est encore puissante. Mais ce qui
n'était, chez l'illustre dermatologue, qu'une aper-
ception, étant devenu pour nous une certitude
scientifique, nous avons pu, saisissant le joint
vulnérable des théories adverses, baser notre détermination sur des considérations positives, ir-
réfragables.

Dès l'antiquité, sitôt que les maladies de la
peau ont fixé l'attention médicale, l'observation

en a, comme d'instinct, distingué quelques-unes par leurs caractères communs. Ce sont celles qui furent rangées sous la dénomination collective d'*herpès* (de ερπειν, ramper), dénomination appliquée indistinctement dans le principe par les Grecs et les Latins à tous les ulcères rampants de la peau.

Pour éviter la confusion à cet égard, Galien a dit : L'herpès n'est pas toujours un ulcère. « Herpes non semper ulcus est. » Il désigne surtout et seulement sous ce nom les éruptions qui, rongeant superficiellement le tégument externe, diffèrent ainsi des ulcères phagédéniques qui s'attaquent même aux parties sous-jacentes.

Les herpès, ainsi définis, sont ce qu'en France on a justement appelé *dartres*, dont il faut, toutefois, exclure la variété dite rongeante comme applicable non aux altérations superficielles, mais à des lésions profondes rapportées aujourd'hui à la scrofule ou à la syphilis. Si, dans son acception étymologique, le vieux mot gaulois *dartre*, de δαρτος, écorchure, n'a qu'une signification vague, le langage vulgaire, à défaut des auteurs qui l'ont employé ou omis, lui en a donné une plus certaine en le rendant synonyme de *maladies chroniques de la peau.*

3.

Joubert, dans sa traduction de Guy de Chauliac, emploie le mot *dertes* ou *dartres;* Fernel, Sauvages, en l'inscrivant dans leur pathologiè, ont pour ainsi dire consacré scientifiquement sa légitimité médicale. L'école anglaise de Willan l'a dédaigneusement repoussé. Mais, ingénieusement réhabilité par Alibert, il a conquis de nouveau sa place définitive. Dans son groupe des dermatoses dartreuses, l'éminent praticien a rapproché ainsi des maladies dont le symptôme dominant, la *reptation,* rappelle très-bien l'ensemble des espèces herpétiques.

En vain Biett, MM. Cazenave, Gibert et Devergie ont-ils répudié comme faux et inutile le mot *dartres* au profit des idées de Willan, dont ils ont introduit chez nous la classification avec des modifications favorables à un diagnostic plus précis. Cette expression a survécu et si bien qu'aujourd'hui, pour M. Hardy comme pour Alibert, les dartres constituent une famille naturelle que le médecin de Saint-Louis subordonne à un état général : la *diathèse dartreuse,* cause occulte équivalant au vice dartreux des anciens, et confondant en une même entité morbide l'eczéma, le psoriasis, le lichen et le pityriasis.

M. Bazin rejette la diathèse de M. Hardy. Pour

lui, les dartres, dont il reconnaît neuf espèces, sont liées à une maladie constitutionnelle et qui prend rang à côté de la scrofule, de l'arthritis et de la syphilis. Une divergence fondamentale existe sans doute entre ces deux dermatologues. Mais ce qu'il importe, au point de vue que nous envisageons, c'est de constater que l'un et l'autre admettent les dartres auxquelles nos efforts, à nous-même, ont pour but d'assigner une place incontestée dans le cadre dermatologique.

Ce court aperçu, nous le croyons, justifie suffisamment l'opportunité et l'emploi du mot *dartres*, et pour que, désormais, personne ne songe à le bannir du vocabulaire scientifique, nous allons, dans ce mémoire, essayer, problème nosologique de la plus haute importance, de préciser par une détermination rigoureuse le caractère des maladies qui composent notre groupe dartreux, et de fixer respectivement pour chacune le siége anatomique distinct où se passe, en définitive, leur évolution tout entière.

Les dartres ont, de tout temps, été l'écueil de la pathologie cutanée. On n'a pu ni les définir ni les classer. De là, la difficulté de leur opposer des moyens de traitement uniformes et efficaces.

Sous le rapport de la description, les uns, comme Alibert, n'en ont envisagé que les aspects extérieurs; d'autres, avec Willan et Biett, se sont efforcés de les différencier d'après le caractère primitif de la manifestation locale. Les interprétations n'ont pas moins varié quant à leur nature. Ce qui est ici l'expression d'une action générale, d'une diathèse ou d'une spécificité, là se réduit à un élément purement dermique. Aussi voit-on préconisés tour à tour, suivant les perspectives, soit les émollients, les émissions sanguines, les évacuants, les dépuratifs, les toniques, les substitutifs ou les applications externes.

Une expérience déjà vieille, aidée d'une réflexion soutenue, nous a permis d'entrevoir un nouvel horizon et d'échapper à cette atmosphère d'incertitude. Le désir de nous rendre compte de l'action thérapeutique des médicaments nous conduisit naturellement, aucune doctrine ne nous donnant ce secret, à en rechercher les conditions dans la structure et les fonctions de l'organe cutané. Quelques travaux antérieurs nous indiquaient cette voie, ceux de Malpighi entre autres. Guidés par ses découvertes en anatomie cutanée, Boerhaave, Morgagni, Astruc, Jackson, etc., tout en accordant encore une forte créance aux humeurs viciées, tendaient cependant, d'une manière sensible, à isoler ces éléments tégumentaires et à les considérer comme susceptibles d'affections séparées. Ils en faisaient seulement le siége de l'élimination morbide. Plus dessiné que ses devanciers, Lorry, le premier, rapporte à des éléments distincts la variabilité des produits sécrétés dont la consistance, la couleur et la nature dépendent de cette diversité d'origines anatomiques.

Alibert, quoique vacillant dans ses explications, incline au fond vers les mêmes vues. Après avoir confessé que, de son temps, on n'avait rien écrit de satisfaisant sur la formation des dartres, il fait cette réflexion : « L'homme, dit-il, s'est toujours cherché dans son intérieur, il s'est négligé dans son enveloppe. » Et plus loin : « Il est bien aisé pourtant de voir que les modes d'altération les plus familiers à la peau, quand elle a ressenti, plus ou moins, les effets de l'inflammation chronique, consistent dans des changements presque tous relatifs à sa texture. »

Biett prévoit l'époque prochaine où prévaudront les théories localisatrices. Cette manière de voir fut celle de M. Devergie, qui fit, dans ce sens, quelques tentatives, malheureusement infructueuses. Breschet en lit la démonstration dans l'organisation complexe de l'enveloppe extérieure. M. Cazenave y consacre un savant mémoire, en 1843. Enfin, M. Sappey attend lui-même une réforme radicale.

Partant de ces vues, et afin de mieux pénétrer dans le dédale obscur des phénomènes cutanés, nous aidant des connaissances récemment dues à l'investigation microscopique, nous avons été conduit à une première distinction qui nous a paru capitale, à séparer le derme, sorte d'enveloppe mécaniquement contentive, des éléments superposés. Concentrant dès lors sur ceux-ci l'effort de notre examen, nous avons pu, par la constatation de leur subordination et de leur rôle, suivre le mouvement pathogénique des dartres, saisir la raison de leurs différences, nous faire une idée du mode curatif des médications et, en particulier, de celle dont nous faisons le plus souvent usage.

Tout d'abord s'offre le réseau sanguin qui apporte la vie, l'aliment et les matériaux d'élaboration. Ensuite s'observent les papilles nerveuses où pénètrent et s'enchevêtrent les anses vasculaires et nerveuses qui contribuent pour leur part à l'animation des tissus et président spécialement à la sensibilité tactile. Maintenant, des extrémités, des plexus sanguins exsude un plasma contenant des cellules qui, en s'organisant, constituent le corps muqueux ou réseau de Malpighi, lequel, à son tour, à mesure que se multiplient les cellules, produit, par la condensation de ses couches superficielles, l'épiderme ou substance cornée, et, se réfléchissant dans les anfractuosités du derme, donne lieu ici aux glandes sébacées, là aux bulbes pilifères, aux glandes sudoripares, et à la matrice des ongles. L'humeur sébacée, les ongles et les poils, analogues à l'épiderme, sont dus à une transformation spéciale des cellules muqueuses, qui dans le poil, par exemple, de molles et arrondies au fond du bulbe, affectent, en s'élevant, la forme ovoïde, puis fusiforme avec une consistance de plus en plus ferme. Plus vasculaires et plus nombreuses, faisant, si l'on peut ainsi dire, fonction de filtre pour la transpiration cutanée, les glandes sudoripares peuvent être seulement considérées comme des organes d'élimination excrémentitielle. Quant aux vaisseaux lymphatiques, les plexus si abondants qu'ils forment sont plus superficiels que les plexus sanguins et nerveux, et bien que jusqu'à présent on n'ait pu déterminer, d'une manière précise, leurs attributions, il n'est pas néanmoins impossible à l'induction de fonder sur leurs altérations morbides l'explication de certaine espèce dermique.

Plus ou moins les mêmes au fond, les variétés dartreuses dépendent des circonstances que nous venons de mentionner. Abstraction faite des causes spéciales, dont la réalité incontestable a été exagérée, un phénomène primitif s'impose à notre observation. Le système sanguin est le siége d'un mouvement congestif qui, dans les dartres, se traduisant par une inflammation lente et chronique, à différents degrés, se particularise selon les points d'élection qu'il affecte.

Le travail phlegmasique reste-t-il concentré dans le système sanguin sus-papillaire, par suite, l'excès ou la diminution de l'exsudation séro-plastique, la formation abondante des cellules muqueuses, leur détérioration ou leur dessiccation rapide, détermineront l'eczéma, le psoriasis et le pityriasis. Au contraire, l'action morbide se dirige-t-elle vers les glandes sébacées ou les follicules pileux, on aura les acnés et les sycosis. La congestion envahit-elle les papilles nerveuses, il se produit, suivant la proportion plus ou moins grande des vaisseaux sanguins qu'elles reçoivent, du lichen ou du prurigo. Les groupes de plexus lymphatiques sont-ils enfin atteints, on observe les pustules psydraciées de l'impétigo. Les glandes sudoripares, n'ayant, comme nous l'avons exprimé plus haut, qu'une fonction ex-crémentitielle, n'occasionnent pas de dartres.

Celles-ci, on le voit d'après les distinctions que nous venons de faire, se limitent à huit es-pèces correspondant à cinq siéges anatomiques. Elles ont, d'ailleurs, pour caractère, indépen-damment de leur marche chronique et d'autres attributs communs, d'attaquer les parties les plus superficielles de la peau et dont les fonctions consistent à la régénérer et à l'entretenir. Ajou-tons que l'abondance ou l'activité de tel ou tel élément, suivant les régions cutanées, expliquent la prédilection respective des espèces dartreuses pour des siéges déterminés, et même, sous ce rapport, l'intensité variable de leurs manifesta-tions. Leur aspect, enfin, peut, dans certains cas, présenter des nuances de coloration qui, sans toucher au fond du mal, méritent d'être notées ; elles dépendent des modifications diverses ou de la persistance exagérée de la sécrétion pig-mentaire.

Ou nous nous abusons, ou les explications qui

précèdent rendent sensible la formation des dartres et mettent sur la voie du mode curatif qu'il convient de leur opposer. « Celui qui connaît la place d'une maladie dans l'ordre naturel, dit M. Martins (Thèse inaug., p. 6), sait aussi quel est le meilleur traitement à suivre. » La physionomie qui distingue chacune de ces affections n'exclut pas le lien de famille qui les réunit. On trouve ici, comme dans beaucoup de phénomènes de la nature, diversité et unité. Sous le contraste des symptômes domine, fait culminant, la congestion.

Celle-ci, sans doute, a une cause. Mais si la phlegmasie chronique qui en résulte doit quelquefois à son origine un cachet spécial, dans la grande majorité des cas, tout se réduit, pour le thérapeutiste, aux effets locaux ; et alors même que des indices accuseraient un principe général, la congestion n'en mériterait pas moins une considération directe et extrême. La modification de l'état constitutionnel n'empêcherait nullement qu'on ne dût combattre dans son siége même l'engorgement inflammatoire.

Or, c'est précisément ce qui justifie, dans les cas les plus graves et en apparence les plus divers, les succès de notre méthode dont, on le sait, le composé d'iode et de calomel forme la base. Le mouvement que déterminent profondément les onctions appliquées sur la surface malade, en activant la congestion, en augmente la vitalité fonctionnelle des tissus affectés et provoque une rapide et surabondante élimination de leurs produits. Dans chaque espèce dartreuse, les matières excrétées sont, dès lors, sauf la quantité et l'altération, de même nature que les produits normaux. Ainsi l'acné fournit la substance graisseuse des glandes sébacées; dans l'eczéma, la fluidité du plasma se traduit par le soulèvement vésiculeux de l'épiderme, se compliquant, lorsque la phlegmasie dépasse une certaine mesure, de fissures et de croûtes, dues les unes à la disjontion et à l'entraînement des cellules épidermiques désorganisées, les autres aux mêmes cellules mélangées de sérosité et de pus qui se dessèchent au dehors; par la condition opposée, le défaut d'humidité, les couches épidermiques plus sèches, tantôt se détachant, s'épaississant ou se superposant, donne lieu, sous diverses formes, aux squames ou squamules du psoriasis et du pityriasis. Dans le sycosis (et on pourrait le dire du favus, qui, à bon droit, devrait figurer parmi les dartres), l'excrétion pustuleuse se compose de pus avec un détritus de cellules du bulbe pilifère et de poils qui, s'ils ne tombent pas, sont presque toujours altérés. La petite desquamation qui surmonte la papule lichenoïde tient à la dessiccation d'une gouttelette séreuse répandue au sommet. Quant au point noirâtre du prurigo, nous l'avons dit, il n'est autre qu'une légère coagulation sanguine provenant de l'excoriation de la pointe de la papule. Enfin, les produits de l'impétigo participent, en grande partie, de la nature lymphatique.

L'expérience confirme ces données. Dans son action, le médicament exerce une influence non-seulement puissante, mais élective sur les éléments malades. L'excrétion provoquée est en rapport avec l'excrétion pathologique et normale. Ses proportions, d'autre part, ne sont pas uniformes. Abondante dans le principe, elle diminue d'une manière progressive pour s'éteindre ensuite définitivement. L'amélioration suit une marche correspondante. En général, la cessation de l'action topique est pour nous l'indice d'une guérison assurée.

Les onctions, du reste, ne se font pas d'une manière continue, mais par périodes successives. On les réitère d'abord quotidiennement et à doses plus ou moins concentrées jusqu'à ce que la réaction locale produise ce que nous appelons une *poussée*, c'est-à-dire le mouvement expulsif aboutissant à l'élimination forcée de produits morbides. Ceux-ci, s'accumulant sur la surface cutanée, se dessèchent et tombent. Une fois la peau modifiée, on renouvelle l'opération, et lorsque, après plusieurs essais, on observe que le médicament reste sans action, en même temps que la peau, par suite du retour physiologique de la sécrétion, a repris son aspect naturel, on discontinue le traitement, ce qui parfois se réalise en quelques semaines ou peut exiger plusieurs mois. Les insuccès sont rares, les récidives plus rares encore.

Alibert, pour dépeindre l'action des eaux de Louesch, avait imaginé le nom de *poussée*. Pour nous, ce terme n'a pas la même signification. Le mouvement éruptif, sous l'influence des eaux de Louesch, se généralise à la périphérie. Il se restreint, en ce qui concerne le composé d'iode et de calomel, au siége exclusif de la dartre.

L'effet thérapeutique a d'ailleurs quelque chose de *sui generis*. Locale sans doute, l'opération néanmoins n'a rien de commun avec les préparations externes qui font graduellement disparaître l'irritation chronique ainsi que les engorgements, les sécrétions et les croûtes. Il y a là une sorte de travail fonctionnel. C'est par le jeu actif des parties et non par la seule modification de leur vitalité, que la détersion s'effectue. Ce mode ne sera pas confondu non plus avec les onctions mercurielles, certaines eaux thermales, les sudorifiques, etc. Aurait-on affaire à une dérivation, à une révulsion ? Non, car tout se passe ici sur l'emplacement même. Un rapprochement est plus rationnel avec la méthode substitutive; la similitude, toutefois, est loin d'être complète, la simple transition d'un état chronique à un état plus aigu ou son remplacement par quelque forme irritative n'offre qu'une faible image de cette forte aspiration éliminatoire qui se résume dans le mot *poussée* et dont la considération nous a suggéré l'idée d'appliquer à notre méthode la dénomination de *locale expulsive* ou *epispasique* (επι, sur, σπασις, action d'attirer), pour caractériser énergiquement cette puissante attraction du dedans au dehors à laquelle donne lieu notre médication.

La méthode expulsive représente véritablement une série de phénomènes inappréciés, un ordre tout nouveau d'influences curatives qui mérite de figurer à côté des autres ordres dont se compose actuellement la thérapeutique.

En terminant, nous croyons devoir faire ressortir les propositions suivantes :

1º Dans l'étude histologique de la peau, il faut séparer le derme des éléments superposés. La pathogénie des dartres est alors nettement saisie, et l'observateur peut s'expliquer les différences que présentent ces lésions cutanées suivant le siége qu'elles occupent.

2º Il existe huit espèces de dartres, correspondant à cinq siéges anatomiques ; leur caractère commun est d'attaquer les parties les plus superficielles de la peau.

3º La congestion, cause efficiente, est toujours, quel que soit son point de départ, unique pour toutes les formes.

4º Les manifestations dartreuses sont purement locales ; il importe de les combattre par des agents thérapeutiques locaux, exerçant sur les éléments malades une action élective et puissante.

5º Le composé d'iode et de calomel est, dans ce cas, d'une grande efficacité : il détermine un mouvement expulsif qui aboutit *nécessairement* à l'élimination des produits morbides.

III

INFLUENCE DE L'ALTÉRATION DU SANG DANS LA PATHOGÉNIE ET LE TRAITEMENT DES DARTRES.

« Renovandus est vasorum tonus et ad pristinam stabilitatem restituendus, quód ultimam methodi in herpetibus curativæ paginam implet. »
(LORRY, *De morbis cutaneis,* p. 337.)

Renouveler le ton des vaisseaux, les ramener à leur état normal, voilà en quoi, finalement, consiste la méthode curative des herpès.

Dans notre précédent mémoire, après avoir montré qu'aucune des causes morbides mentionnées dans l'histoire de la dermatologie n'éclaire, d'une manière satisfaisante, la pathogénie des dartres, nous nous sommes appliqué à en rechercher la véritable condition dans l'étude histologique de la peau. Séparant le derme des éléments superposés, c'est dans ceux-ci, à l'exclusion des glandes sudoripares, qui ne sont que de simples agents d'élimination excrémentitielle, que nous avons placé le siége anatomique des éruptions dartreuses.

Ce principe de localisation nous a logiquement

conduit à une classification naturelle des espèces ressortissant aux seuls éléments qui président à la régénération et à l'entretien du tégument externe. Le mouvement expulsif, par lequel se traduit l'action de chacun de ces tissus cutanés, aboutissant à des sécrétions variées, il nous a été permis, sitôt que la congestion initiale porte atteinte à l'ordre régulier et selon l'élection qu'elle affecte, de suivre scientifiquement la formation des dartres, de nous rendre compte de leurs différences et même de leur nature.

Sur cette double donnée de physiologie et de pathologie se fonde notre thérapeutique, dont l'effet est de rétablir l'action expulsive interrompue ou troublée. Généralement, l'application topique de l'iodure de chlorure hydrargireux suffit pour une cure solide. Ce médicament, nous l'avons vu, n'opère pas seulement dans le sens de la maladie. La *poussée* qu'il détermine, la réaction qu'il provoque sont en raison directe de l'intensité des symptômes morbides; en sorte qu'à mesure que ceux-ci disparaissent, l'une et l'autre diminuent pour cesser tout à fait quand la peau reprend son état habituel, sa texture normale.

Cette marche thérapeutique, fort curieuse

4

assurément, s'éloigne tellement des habitudes,
qu'on se la figure difficilement lorsqu'on ne l'a
pas vue. M. le professeur de l'hôpital des Cliniques, avec le talent qui lui est familier, l'a
très-bien décrite dans une leçon sur un des
malades qu'il a eu l'obligeance de nous confier
et que nous avons traités sous ses yeux, dans
son service. D'autres médecins d'hôpital, à qui
nous devons savoir gré d'avoir également favo-
risé nos essais à l'Hôtel-Dieu, à la Charité, à
Beaujon, à la Maison municipale de santé, etc.,
nous ont eux-mêmes avoué qu'ils n'auraient pu,
avant d'avoir été témoins, se faire une idée de
cette variété d'effets produits par un même
remède.

On conçoit par là comment se rétablit l'équi-
libre fonctionnel des tissus lésés. Notre doctrine
trouve une confirmation éclatante dans ces aspects divers d'une médication souveraine qui
atteste jusqu'à l'évidence la réalité de nos localisations dartreuses, implicitement indiquées
déjà dans ce passage du livre des dermatoses
d'Alibert : « Ce qui déconcerte les observateurs,
dit cet auteur, dans la recherche des causes qui
influent sur le développement des dartres, c'est
de voir ce genre d'affection se manifester chez

des sujets qui jouissent au moins en apparence d'une bonne santé. On ne peut pas douter néanmoins que ces maladies ne tiennent à quelques désordres dans les actes fonctionnels de la peau. » C'est ce qu'on peut inférer, enfin, d'une opinion émise par M. Claude Bernard dans un discours prononcé au Collége de France : « Certaines affections de la peau, dit cet éminent physiologiste, ne sont qu'une amplification de structure ou d'action naturelle. »

Cependant l'absolu ne se rencontre point dans la nature. Parfois, après une amélioration rapide, le traitement subit un temps d'arrêt ou même une véritable résistance. Il ne rétrograde pas, mais il n'avance plus. Ce n'est pas que son action soit épuisée. Au-dessus de la congestion, dont les effets sont plus ou moins graves, il y a, dans ces cas exceptionnels, une complication qui paralyse l'influence médicatrice. Cette complication, quelle est-elle? « Rien, dit M. Claude Bernard, ne saurait être créé en pathologie sans que la physiologie vienne en quelque sorte y présider. » On est en effet dans le faux lorsqu'en dehors de cette dernière on imagine des entités, des principes morbides. Spécificités, diathèses, états constitutionnels, tempéraments mal définis, tout cela ne répand qu'un jour fort douteux sur l'opiniâtreté parfois désespérante des dartres.

Nous avons dû rechercher des notions plus positives, et, pour cela, faire appel à la physiologie. Cette science n'existant point chez les anciens, ils en inventèrent une à leur usage. Méconnaissant le mécanisme des sécrétions et des exhalations, ils mirent les humeurs au même rang que le sang, dont elles émanent. Chacune eut son individualité, son rôle, ses métamorphoses, et c'est à leurs altérations diverses que fut rapportée l'origine de la plupart des maladies. On sait, à cet égard, l'importance qu'Hippocrate et Galien surtout accordèrent aux dégénérations de la pituite et de la bile dans la production des affections cutanées.

Les découvertes modernes ne permettent plus de suivre des errements qui, sans contradiction, ont traversé les siècles. En instituant sur une base solide la hiérarchie des liquides organisés, la science, au point de vue normal et pathologique, concentre spécialement son attention sur le sang, source commune des humeurs. Un jeune médecin d'un grand savoir, M. Jaccoud, dans une thèse d'agrégation (*De l'humorisme ancien comparé à l'humorisme moderne*), a émis sur ce point les plus judicieuses considérations. Les humeurs, que l'antiquité croyait fixes et permanentes, sont au contraire changeantes et mobiles, selon les conditions des organes qui les produisent et la constitution du sang qui en fournit les matériaux.

L'autonomie de ce fluide n'est point, en effet, constante. Réceptacle des éléments sans nombre que la nutrition jette dans son sein, le sang est, pour ses propriétés si variées et si variables, dans la dépendance des fonctions auxquelles il doit son origine et sa revivification. En sorte que si ses qualités importent essentiellement à l'assimilation dont il est le principe, aux sécrétions qu'il alimente et au jeu des parties dont il entretient la vitalité, lui-même, en tant que produit élaboré, est subordonné à l'état des appareils élaborateurs. Admirable enchaînement où, dans le cercle indéfini d'une alternance respective, la cause devient tour à tour l'effet et l'effet la cause!

Pour que la vie s'exerce dans sa plénitude, l'intégrité du sang est donc nécessaire. Mais celle-ci en suppose une autre non moins indispensable et relative à ce qu'on pourrait appeler les facteurs du fluide sanguin : absorption gastro-intestinale, respiration, système lymphatique ; la première faisant pénétrer dans ce liquide les matières assimilables, la seconde lui procurant le gaz comburant qui, dans la profondeur des tissus, opère toutes les oxydations interstitielles, le troisième, qui, ramenant dans la circulation générale les matériaux surabondants ou usés de la nutrition, est en outre, fonction la plus importante de toutes, chargé, au moyen d'un appareil glandulaire spécial, de régénérer les globules.

Les faits pathologiques sont soumis aux mêmes lois qui régissent l'ordre physiologique. Quand le sang s'altère, soit dans sa quantité ou sa qualité, c'est à une modification morbide de quelqu'une ou de l'ensemble des fonctions primordiales précitées qu'il faut rapporter cette altération. Celle-ci a son principe en dehors de lui ; bien qu'une fois vicié, ce liquide exerce sur les tissus et les manifestations fonctionnelles une influence anormale et nuisible.

Ces données méritent une juste considération dans l'étude des maladies, et non moins particulièrement dans celle des dartres. Non que, comme l'espéraient vainement les anciens, elles soient susceptibles de conduire à la découverte d'une cause prochaine, mais parce que, agrandissant la sphère des notions séméiologiques, elles peuvent multiplier les chances d'un diagnostic précis. Essayons d'en faire l'application à l'objet qui nous occupe.

Dans la plupart des cas, nous l'avons vu, le sang n'a pas subi d'altération sensible. La congestion est exempte de complication grave. La médication, dès lors, en vertu de sa propriété élective, provoque une élimination de matières identiques avec celles des sécrétions spéciales et normales des tissus affectés. L'abondance des produits, leur caractère, leur augmentation ou leur diminution successives, marquant les phases et les transformations de l'évolution pathologique, sont autant de signes qui nous permettent de distinguer les espèces dartreuses, d'en apprécier les degrés, d'en signaler la décroissance, d'en prévoir la disparition plus ou moins prochaine. Tout obstacle à cette issue favorable est un indice que la congestion dermique n'a pas sa simplicité habituelle. Or, l'altération du sang étant le plus souvent, dans ces circonstances exceptionnelles, la cause de l'entrave apportée à la guérison, il convient, pour arriver à des indications pratiques, de rechercher par une exacte analyse quel est l'état de ce liquide.

C'est, en effet, dans la trame des capillaires sanguins du derme et des petits systèmes vasculaires propres aux glandes sébacées et sudoripares, aux papilles, aux follicules pileux que s'opèrent les mutations organiques de la peau et qu'elle emprunte au sang les matériaux destinés à la régénération de ses tissus et à ses produits de sécrétion. Pour que ces opérations s'accomplissent régulièrement, le fluide sanguin doit charrier assez de parties nutritives (fibrine, albumine, globules). Mais lorsque, sous une influence morbide, les proportions entre ces principes constituants viennent à être rompues, soit d'une manière absolue ou relative, l'organisation souffre et la congestion, notamment, peut recevoir de cette lésion une funeste atteinte.

On sait que les globules, plus nombreux chez l'homme que chez la femme, augmentent dans la pléthore et diminuent par toutes les causes d'affaiblissement et de détérioration. Les saignées répétées, de longues abstinences, la grossesse, la chlorose, l'anémie, les cachexies de toutes sortes, enfin les affections chroniques, tout cela contribue en réduisant la quantité des globules à l'appauvrissement du sang. Dans les dartres rebelles à l'action topique du composé d'iode et de calomel, presque toujours nous avons pu constater l'une ou l'autre, si ce n'est plusieurs de ces complications. Les premiers cas qui nous en ont suggéré l'idée appartenaient à des femmes enceintes. A mesure que progressait la gestation, l'éruption restait stationnaire jusqu'à ce que, la santé rétablie après la délivrance, la guérison eût repris son cours plus ou moins rapide.

On s'explique ce temps d'arrêt par la prédominance de l'albumine et de la fibrine. Ces éléments, facilement coagulables, obstruent les capillaires resserrés, entretiennent la turgescence des parties congestionnées et, par suite d'une élimination anormale, faillissent à leur mission régénératrice. Les excrétions dartreuses analysées par Vauquelin, sur la demande d'Alibert, n'ont guère fourni que de l'albumine et de la gélatine. Espérons que la chimie, cette science encore si nouvelle, avec l'aide de l'inspection microscopique, nous éclairera un jour sur la nature morphologique de ces phénomènes.

En attendant, reconstituer le sang, lui rendre ses qualités normales, est une nécessité fondamentale du traitement. Quant aux moyens d'obtenir ce résultat, il est clair que l'examen des trois grandes fonctions qui concourent à la formation de ce liquide est seul capable d'aplanir la difficulté, la thérapeutique et l'hygiène devant être appropriées à la nature des symptômes, suivant qu'ils ont pour point de départ l'absorption des voies digestives, la respiration ou le système lymphatique. Le sang ainsi réparé, sa richesse en globules assurée de nouveau, on verra renaître la vie locale et, comme conséquence de ce réveil des organes, la médication recouvrer son action à la fois stimulante et expulsive. Tel est, après des interruptions en apparence inexplicables, le secret de certaines cures assez promptes dont l'expérience a déjà pour nous multiplié les exemples.

Définitivement, les cas complexes que nous venons d'examiner réclament un double traitement : l'un général ou interne, l'autre extérieur ou local. Il est bon d'observer, toutefois, qu'ici notre méthode expulsive conserve toute sa prépondérance. Car, si son action a été momentanément suspendue, elle reprend énergiquement son empire sitôt que cesse la résistance qui lui faisait obstacle, et c'est par elle, au surplus, qu'après le retour des tissus cutanés à l'état sain, s'effectue et s'achève la guérison.

De ces faits, voici les conclusions :

1° Il n'y a pas *nécessairement* altération du sang dans toute maladie dartreuse ; mais lorsque l'action expulsive du médicament est entravée, c'est qu'il existe, comme complication plus ou moins grave de la congestion initiale, une diminution de globules sanguins, avec prédominance absolue ou relative de la fibrine et de l'albumine ;

2° Le mouvement expulsif que détermine notre traitement des dartres, la réaction qu'il provoque, sont en raison directe des symptômes morbides ;

3° Lorsque le tégument externe est seul malade, il importe de le traiter localement ; mais lorsque l'harmonie des éléments constituants du sang est rompue, il faut associer à la médication topique si efficace un traitement général qui rappelle à leur exercice normal les grandes fonctions auxquelles la constitution du sang est directement et immédiatement subordonnée ;

4° Sous l'influence de cette thérapeutique rationnellement combinée, la vie des tissus cutanés se réveille et la guérison alors s'effectue.

IV

ACTION DES EAUX MINÉRALES DANS LE TRAITEMENT DES DARTRES.

Non solâ experientiâ, sed etiam ratione nititur medicina.

Tout le monde s'accorde aujourd'hui à reconnaître l'utilité des eaux minérales dans le traitement d'un grand nombre de maladies; mais il existe encore sur leur mode d'action beaucoup d'incertitudes et de doutes. La tendance à en rechercher l'explication par une cause exclusive, soit la minéralisation, soit le calorique, etc., peut être considérée comme un des principaux obstacles qui se soient opposés à l'éclaircissement de ce point. Certaines eaux, jouissant de propriétés reconnues, contiennent moins de principes fixes que l'eau de rivière. Les sources froides ne procurent pas d'effets moins salutaires que celles où le calorique domine. Quant à l'électricité, ce *quid divinum, cette vie des eaux,* comme on l'a appelée, nous attendrons,

pour admettre le rôle important que M. Scou-
tetten aspire à lui faire jouer dans l'hydrologie
médicale, que l'opinion se soit prononcée sur
les interprétations et les expériences de l'habile
praticien.

Selon nous, il est rationnel, en attendant du
moins, d'envisager les eaux minérales dans l'ensemble et l'union de leurs éléments constituants.
Cette tâche est ardue, sans doute, car les sources sont nombreuses. Mais, évidemment, on ne
peut espérer arriver à quelque chose de précis
qu'en soumettant chacune d'elles, sous le rapport de sa constitution chimique, de sa therma-
lité et de ses propriétés médicales, à une analyse
méthodique et suivie. « La composition chimique des eaux, disent MM. Pétrequin et Socquet,
une fois bien connue, il nous sera plus facile, en
faisant l'application de nos connaissances en matière médicale, d'en expliquer les vertus et d'en
fixer les indications. » La température, dont
l'action, tour à tour sédative ou stimulante, mo-
tive les prescriptions, est également, de la part
de ces savants, l'objet de remarques analogues.
Alibert insiste, en outre, sur la nécessité de se
faire une juste idée des maladies que l'on veut
combattre; « sans cela, ajoute-t-il, il est difficile

de diriger l'application des eaux d'après des principes clairs et justes...... On flotte dans le vague
des hypothèses. » C'est ce que confirme encore, en 1846, Edwin Lee, dans ce passage :
« L'action thérapeutique des eaux minérales est
tellement en rapport immédiat avec leurs éléments minéralisateurs que leur prescription doit
toujours être formulée sur l'indication précise
de la maladie et sur la connaissance exacte de
leur composition ; » nous ajouterons et de leur
température.

Ceci posé, recherchons les conditions par lesquelles les eaux minérales se rattachent à la
cure des dartres. En examinant, au point de vue
de leur pathogénie, ce qui a été dit des humeurs,
de l'inflammation, des diathèses, des tempéraments, des idiosyncrasies, etc., nous avons constaté qu'en général ces interprétations ne don-
naient que des notions vagues. Leur nature est
restée équivoque, leur traitement incertain. Pour
nous, guidé par l'anatomie et la physiologie,
nous avons démontré que les affections dartreuses ont pour siége les éléments qui servent à la
régénération et à l'entretien de la peau, que
leur génèse et leur forme dépendent de la congestion initiale qui s'opère au sein de chacun de

ces tissus primordiaux, et qu'en ce qui concerne leur thérapeutique, notre traitement local, justifié par la théorie et confirmé par une expérience de plus de vingt années, suffit dans l'immense majorité des cas. Il les combat directement en favorisant la résolution de la congestion dermique. Que, par exception, la cure se trouve entravée par quelque altération sanguine, nous faisons intervenir les agents thérapeutiques les plus puissants en rapport avec la complication de manière à rendre toute son efficacité à notre médication topique. Les eaux minérales, dont le choix doit être subordonné aux conditions que nous venons d'indiquer, sont, à cet égard, du plus utile secours.

Sur ce point, du reste, la science est peu avancée. Les uns n'ont vu dans les eaux minérales que les spécifiques de certaines diathèses ; les autres, pour conjurer l'irritation locale, ont envisagé leurs propriétés sédatives, excitantes ou substitutives. Notre choix se base sur la nature des complications. Aussi, sans nous renfermer dans le cercle étroit des eaux réputées anti-herpétiques, recherchons-nous celles qui répondent le mieux, dans les cas particuliers, aux indications par nous reconnues.

Toutefois, avant d'arriver à cet exposé, nous aurons à résoudre une série de questions préliminaires. Les eaux minérales se prennent en bains, en douches, en boissons. Un de ces modes est-il préférable? où ont-ils une opportunité individuelle? Comment les bains agissent-ils? quelles parts reviennent à l'absorption, à la température, à la minéralisation? D'où dérive la poussée? Quels sont ses effets, sa signification?

A propos des bains, on a longuement discuté l'absorption cutanée. Nos devanciers y ont cru jusqu'à Séguin, qui, il y a près de quatre-vingts ans, l'a niée d'une manière formelle. D'autres expérimentateurs ont abouti à des conclusions confirmatives ou contradictoires ; les uns avec Séguin, Magendie entre autres, soutiennent que la peau n'absorbe pas ; les autres, Joung, Madden, Dill, Collard de Martigny, Berthold, Homolle, Duriau, etc , démontrent qu'après l'immersion dans un bain, le corps augmente plus ou moins de pesanteur ; quelques-uns enfin, comme Kuhn, Turck, etc., faisant jouer, sur l'activité absorbante de la peau, un rôle considérable aux degrés extrêmes, froid ou chaud, de la température d s bains. Turck, dans un bain d'une heure et demie à 43°, aurait perdu 4 kilogr. 1/2. Il en serait sorti affaibli, affamé et très-fatigué.

La question, en janvier 1863, a été reprise avec ardeur à la Société d'hydrologie de Paris; mais le débat n'a abouti qu'à la formation d'une commission dont les investigations sont encore à connaître. Seulement *à priori* elle a semblé incliner vers la négative, plusieurs membres ayant rapporté des faits de substances médicamenteuses non retrouvées dans les produits des excrétions. M. Willemin, dans un travail récent, croit, au contraire, à la réalité de l'absorption de l'eau et de certains médicaments (1). On nous permettra de reproduire, à ce sujet, un passage de notre *Traité des maladies de la peau,* où le point en litige a été assez longuement examiné :

« En ce qui regarde les muqueuses, leur fonction absorbante ne peut pas être mise en doute, car c'est un fait d'évidence qu'une partie des membranes qui tapissent les cavités des pou-

-----

(1) Mais il faut que les médicaments soient dissous dans l'eau du bain en quantité assez forte. Avec 30 grammes d'iodure de potassium dans le bain, il était impossible à M. Willemin de retrouver l'iode dans l'urine ; lorsque, au contraire, l'eau du bain en renfermait au moins 100 grammes, on l'y trouvait aisément. (*Dict. encycl. des sc. méd.*, t. I, p. 225.)

mons absorbent l'air atmosphérique et d'autres
gaz qui y sont mêlés; et de même on ne peut
pas nier que les membranes intestinales n'absorbent avec une surprenante rapidité les substances alimentaires, médicinales ou toxiques
qui y sont ingérées.

» Il en est tout autrement de l'épiderme : ce
tissu, à raison même de sa destination fonctionnelle, doit être regardé *à priori* comme essentiellement réfractaire à l'absorption, puisqu'il a
expressément pour but de mettre les organes
intérieurs à l'abri de toutes atteintes du dehors.

» C'est là ce qu'indiquerait la théorie. Mais
écoutons maintenant ce que les physiologistes
contemporains ont dit sur cette question. Suivant
Bérard, « l'enveloppe épidermique, peu pénétra-
ble du dedans en dehors, présente un obstacle
considérable à la pénétration du dehors en dedans ». Et Sappey, « l'épiderme se laisse très-
difficilement traverser par les liquides, soit que
ceux-ci se portent du dehors au dedans, soit
qu'ils se portent du dedans au dehors, comme à
la suite des brûlures, après l'application des vé-
sicatoires, dans l'érysipèle, etc., etc. »

» A son tour, M. Longet nous dit que l'absorption de la peau peut s'effectuer aux dépens

de l'*eau* ou de *substances dissoutes* dans ce liquide, ou bien encore de gaz de diverses espèces sans que l'épiderme soit intéressé. Mais cet auteur a soin d'ajouter que cette participation à l'acte absorbant *est assez faible.*

» Donc voilà trois de nos physiologistes les plus distingués dont l'opinion, au sujet de l'absorption cutanée, se borne à constater que cette fonction s'opère bien à la surface de la peau, mais dans une faible proportion.

» M. Kolliker creuse un peu plus la question. Suivant lui, les cellules épidermiques n'offrant point de pores visibles, ni dans leurs parois, ni dans leur intervalle, on devrait croire à une imperméabilité complète, c'est-à-dire à l'impossibilité absolue de traverser les cellules cornées, soit par le moyen de pores, par imbibition, ou par endosmose ou exosmose, sans entamer l'intégrité de l'épiderme.

» Voilà une conclusion plus explicite que celle des auteurs précédents. Néanmoins, M. Kolliker, corrigeant ce qu'il y a de trop radical dans cette assertion, convient que l'absorption de l'eau et de quelques autres liquides, des pommades, et même quelques corps solides (soufre, cinabre), peuvent être introduits comme mécaniquement dans les canaux sudorifères à l'exclusion des conduits sébacés et pileux, ou que ces mêmes substances sont susceptibles de se mêler aux sueurs.

» Maintenant, reprenant en personne la parole au point de vue théorique de la question, nous rappellerons que chez les animaux les plus inférieurs l'absorption des fluides nourriciers et le rejet des fluides excrémentitiels s'opèrent par un même ordre de pertuis, distribués sur toute la surface de la peau. Il est certain aussi qu'en remontant les degrés les plus élevés de l'échelle animale, en même temps qu'on voit se creuser le canal intestinal, on voit aussi les orifices de la périphérie tégumentaire se fermer graduellement.

» Cependant, chez les lombrics, les araignées nocturnes, les scorpions, les acariens, les batraciens, les lézards et autres, l'introduction par la peau d'un air saturé de vapeurs aqueuses est encore indispensable à l'existence de ces animaux; aussi voit-on à la surface de leur tégument externe des orifices évidemment absorbants.

» Après cela, est-il rationnel de supposer que chez l'homme il y ait quelques restes de ces orifices primitifs dont la présence expliquerait tout naturellement cette petite quantité de fluides ou de liquides que tous les auteurs reconnaissent pouvoir être absorbés par la membrane cutanée?

» Ce n'est qu'un point d'interrogation que nous posons ici, attendant avec une sage prudence que l'observation et l'expérience nous donnent une solution définitive de toutes ces difficultés.

» Si nous penchons à croire à une faculté d'absorption un peu plus considérable que celle qui a été signalée par les physiologistes contemporains, c'est par suite d'une étude plus minutieuse des glandes sudoripares. Dans leur portion extérieure ou cornée, ces conduits excréteurs sont, en effet, formés de cellules semblables à celles de l'épiderme, c'est-à-dire polygonales et sans noyaux. Mais à mesure que l'épithélium progresse intérieurement vers le derme, les couches de cellules, devenant de moins en moins épaisses, offrent une disposition verticale et passent à l'état nucléaire. En sorte que si cette portion profonde fournit à l'absorption une certaine activité, c'est que, d'une part, elle participe par sa formation de la nature du corps muqueux essentiellement perméable, et que, d'autre part, elle communique avec l'appareil vasculaire très-riche qui l'enveloppe.

» Nous dirons avec M. Kolliker qu'il n'est pas impossible que des liquides et même des particules de cinabre et de soufre pénètrent dans les conduits sudoripares sans aucune rupture des cellules cornées, et que dans ce cas la glande sudoripare remplirait la double fonction de sécrétion et d'absorption. »

Cette vue trouverait un appui dans un rapprochement que nous fournissent les récentes expériences de M. Claude Bernard sur la physiologie des organes glandulaires. « Il y a, dit cet éminent observateur, entre les glandes et leur appareil vasculaire une facilité de communication que les notions anatomiques actuelles sont loin d'expliquer. Aussi l'absorption est-elle plus rapide dans les conduits et sur les surfaces glandulaires.

» La rapidité de l'absorption, ajoute-t-il, varie selon l'état de repos ou de fonctionnement de la glande. Elle est moins rapide pendant la période de sécrétion. »

Mais ce qui est surtout de nature à fortifier notre interprétation, ce sont les observations du docteur Kuhn, de Niederbronn, où l'on voit la singulière influence qu'exercent sur les fonctions absorbantes et exhalantes de la peau les modifications extrêmes de température des bains. « En théorie, dit-il, on devrait croire que l'eau tiède ou modérément chaude est plus facilement absorbée que l'eau fraîche ; c'est précisément le contraire qui a lieu. » Kahtlor, dans des expériences faites à Vienne, en 1822, établit, en effet, que de 12°,50 à 18°,75 un bain pris pendant une heure augmente le poids du corps de 2 kilogr. 1/2 à 3 kilogr. 1/3. A 27°,50 l'augmentation n'est plus que de 1 kilogr. ; à 32°,50, 33°,75, elle serait nulle ; à 36°,24, le poids diminue d'un kilogr. Si on élève la température, cette diminution s'accroît progressivement, à ce point qu'à 56° elle atteint l'énorme proportion de 4 kilogr. 1/4.

De ces faits, M. Kuhn induit que, pour activer l'absorption, la température du bain doit être inférieure à 30°, comme pour rendre l'exhalation plus rapide elle doit dépasser 35°, température du sang. En somme, et pour nous servir d'une conclusion de Patissier (rapport à l'Académie), au-dessous de 30°, le mouvement des liquides s'effectue de dehors en dedans, et au-dessus de 35° de dedans en dehors.

Le problème de l'absorption est donc plus complexe qu'on ne l'imagine. Il s'y mêle un double élément, celui de la température du liquide et de la transpiration cutanée. L'évaporation pulmonaire y joue même son rôle : « La quantité d'eau évaporée à la surface de la peau, dit M. Béclard, est, en moyenne, de 1 kilogr. en vingt-quatre heures, et celle qui s'opère sur les poumons, de 400 à 500 grammes. »

Ajoutons, en ce qui concerne le poids du corps, qu'il faut tenir compte des phénomènes de l'imbibition. Car, cette propriété qu'a l'épiderme dépourvu de matière sébacée, comme le prouve l'immersion prolongée des pieds et des mains dans l'eau, n'est pas l'absorption.

Les faits de Collard de Martigny sont particulièrement favorables à notre théorie. Ayant étudié l'absorption sur des régions limitées avec l'eau, le lait, le bouillon, il a non-seulement constaté la réalité du phénomène, mais que la faculté absorbante prédominait surtout aux mains. Or, on sait que les régions palmaire et plantaire sont seules privées de glandes sébacées ; en compensation, elles contiennent un grand nombre de glandes sudoripares ; d'où la vraisemblance que c'est par cette voie que l'absorption s'opère ;

ce qui vient, d'autre part, expliquer l'action de certaines préparations topiques. Cirillo, dont le traitement a joui autrefois d'une grande faveur, préférait, pour l'emploi de sa pommade, les frictions sur la plante des pieds.

Tout récemment la Société d'hydrologie médicale de Paris est revenue sur cette question. Suivant M. Mialhe, l'eau du bain s'introduirait par endosmose. Mais M. Sales-Girons lui oppose les expériences microscopiques de M. Hébert, qui attestent que la peau vivante ne se comporte pas comme la peau morte, et que l'imbibition ne pénètre pas au-dessous de l'épiderme. Cette couche stratifiée, cornée, invasculaire, lubréfiée en outre par la sécrétion sébacée, forme, en effet, un revêtement imperméable, un obstacle absolu à l'absorption. Par contre, cet obstacle n'existe pas pour les glandes sudoripares ; ces pertuis qui, au nombre de 6 à 800,000 (Sappey), s'ouvrent à la surface du corps, plongent plus ou moins profondément dans le derme, le traversent même et sont enveloppés dans leur partie sécrétante par un riche lacis sanguin, sont, dit M. Paul Bert (*Nouv. dict. de méd. et de chir. prat.*), des bouches béantes par lesquelles on conçoit que puissent s'engager les substances extérieures , pour se trouver ensuite dans les conditions favorables à leur absorption. Mais, ajoute-t-il, ceci ne peut probablement avoir lieu qu'après un temps assez long, qui doit varier suivant la nature de la substance même et des véhicules employés. De plus, il s'agit ici d'un ensemble de fonctions réciproquement supplémentaires et dont l'intensité dépend des impressions éveillées par le bain.

Ces données physiologiques rendent suffisamment compte des dissidences. Il est difficile, en effet, de mesurer l'activité absorbante en estimant soit le poids du liquide introduit par l'immersion, soit le poids perdu tant par les surfaces libres que par l'exhalation pulmonaire. Avant tout, les proportions doivent varier selon la température.

Un point reste acquis : si la peau absorbe les liquides et même des sels en dissolution, comme semblent le prouver quelques faits pathologiques, ce n'est que lentement et en proportion minime. Nous pouvons dès lors répéter avec la commission d'hydrologie que « la peau de l'homme n'est pas la voie choisie par la nature pour faire pénétrer les liquides dans l'économie ».

Toutefois, si l'on doit moins compter sur l'emploi des médicaments sous forme de bains locaux ou généraux, nous n'en avons pas moins à signaler leur action topique.

Cette action, souvent, est à la fois sédative et excitante ; toutes les eaux minérales renfermant une quantité notable de matière organique (glairine, barégine, etc.), produisent une sensation doucement onctueuse qui rafraîchit et assouplit la peau. Dans certaines conditions, cependant, relatives soit à l'élévation de leur température, à leur degré de concentration ou à l'idiosyncrasie des sujets, elles deviennent stimulantes et déterminent sur la peau de la rougeur, des éruptions, même des irritations partielles.

MM. Pétrequin et Socquet font remarquer que la double propriété des eaux minérales, sédative et excitante, a été reconnue par la plupart des auteurs. Les eaux salines chlorhydratées sodiques de Bourbon-Lancy, sodique et calcique de Lamotte-les-Bains, les silicatées et alcalines de Plombières, les sources alcalines mixtes de Néris, etc., bien que de constitution chimique différente, n'en exercent pas moins sur l'économie une action uniforme, *sédation* dans un bain à froid ou tiède (quelques degrés au-dessous de la chaleur du sang), *excitation* plus ou moins vive dans un bain chaud (quelques degrés au-dessus de la chaleur du sang).

La température varie; on en a conclu que d'elle seule dépendent les effets opposés. C'est aller trop loin peut-être; elle y contribue au moins pour la plus grande part.

En tout cas, ces observations expliquent comment des eaux thermales variées (sulfureuses, salines, alcalines) peuvent, en raison de leur vertu calorifique, s'appliquer avec le même succès dans des circonstances semblables. Dans la pratique, il importe dès lors d'avoir égard plus encore qu'aux éléments minéralisateurs au degré thermométrique. C'est la conduite que tiennent les hydrologistes les plus autorisés. S'agit-il de calmer une irritation trop vive, de combattre une dartre fortement enflammée? Ils choisissent les eaux tempérées. Les eaux thermales stimulantes en bains ou sous forme de douches obtiennent, au contraire, leur préférence, lorsque l'affection offre une marche languissante et chronique.

Sous l'influence des premières, dit M. Pétrequin, l'excitation tombe et la guérison a lieu; sous l'action vivement stimulante des secondes, les dartres s'animent, rougissent momentanément, et, à la suite de cette fluxion vers la peau, la maladie disparaît.

Les eaux sulfureuses, dont la réputation anti-herpétique est si généralement établie, n'échapperaient pas à cette loi, quelle que soit la proportion de soufre ou de sulfure qu'elles contiennent, proportion d'ailleurs comparativement minime, puisque, selon M. Pétrequin, les différences entre elles ne montent jamais au delà de 2 à 3 grammes, dose insignifiante pour un bain de 200 litres. Il y a plus : certains bains plus concentrés, Bordeu ou Richard à Bagnères-de-Luchon, produiraient à égale température, soit 28°, des effets moins excitants que d'autres moins chargés, spécialement les bains Reine et Grotte (Marc Pégot).

Une réserve, toutefois, doit être faite relativement aux eaux hydro-sulfurées. L'hydrogène sulfuré, pris à l'intérieur, exerce une action sédative, excite la peau, à l'instar d'un corps étranger, lorsqu'il est en contact immédiat avec elle ou dissous dans un bain. Plus la quantité est abondante, plus le résultat est saillant. De là des propriétés spéciales des eaux d'Allevard, d'Uriage. M. Soubeiran, dans des expériences faites sur lui-même, a constaté cet effet local. S'étant plongé dans un bain artificiel qu'il appelle sulfhydrique, il ressentit, au bout de quelques instants, un vif picotement suivi bientôt d'une fluxion à la peau. « Chaque fois, dit-il, que j'ai eu recours à ce bain, j'ai éprouvé un sentiment de chaleur et de cuisson que je n'ai jamais ressenti au même degré avec les bains de sulfures alcalins. »

Tout porte à croire, d'après ces faits, que la puissance de certaines eaux sulfureuses dépend de la présence de l'hydrogène sulfuré, et que ce gaz, alors même qu'il n'existe pas à l'état libre, se dégage par suite de la réaction sur les sulfates des matières organiques. Ceci admis, on se rend compte de cette vive stimulation cutanée, de cette poussée, en un mot, que déterminent quelques eaux sulfatées calciques, Euzet, Louesch, etc.

Ce phénomène considérable de la *poussée* s'impose ici à notre analyse. Nous verrons tout à l'heure en quoi diffère de cette action des eaux le mouvement plus ou moins analogue auquel s'applique la même dénomination dans notre méthode. La poussée consiste dans une excitation générale et périphérique qui se traduit par l'irritation de la peau ; de là des picotements, des démangeaisons, des éruptions variées, des vésicules, des papules, des pustules, des furoncles, des érythèmes, etc., etc., tenant aux éléments anatomiques spécialement affectés. Elle est commune à un grand nombre d'eaux minérales, qui donnent lieu à des rougeurs, à des démangeaisons (alcalines), à des éruptions miliaires (iodurées bromurées); mais elle n'est véritablement remarquable que dans les eaux sulfureuses et salines.

A cet égard, les eaux de Louesch peuvent servir de type. On a nié qu'elles renfermassent du soufre, en nature sans doute. Mais le sulfate de chaux s'y rencontre en proportion notable, et si l'hydrogène sulfuré manque dans les eaux prises à leur source, il s'en forme dans les piscines, d'où se dégage une odeur sulfureuse due, suivant M. Fontan lui-même, à la décomposition du sulfate de chaux par les produits de la transpiration des baigneurs qui restent six à huit heures dans la piscine.

Allevard, Uriage, Aix en Savoie, Schinznach en Suisse possèdent, mais à un degré moindre, des propriétés analogues. La poussée que leurs bains déterminent, moins constante, moins régulière, offre rarement des pustules. Certaines eaux salines, agissant également dans le même sens, produisent, au contraire, des effets plus prononcés : telles sont les eaux de Kreuznach,

de Nauheim, Salins, Bex et Montmorot, etc.,
que l'addition d'eaux mères rend encore plus
actives; elles occasionnent, entre autres, fréquemment des éruptions pustuleuses, parfois
d'aspect varioloïde. Kreuznach même n'épargne
pas, sous ce rapport, les parties couvertes de
poils. Les iodures et les bromures alcalins paraissent ne pas être étrangers à cette vive stimulation cutanée.

On le voit, au point de vue de la poussée, il
existe entre les eaux salées et sulfureuses un lien
évident. Les eaux sulfatées calciques se rapprochent des eaux salines (chlorhydratées et sulfatées sodiques) et des eaux sulfurées calciques.

Quant à la température et à la durée des bains,
elles devront se régler sur l'activité des eaux et
l'impressionnabilité des sujets. Si l'eau est fai-
blement minéralisée, on pourra y prolonger le
séjour de deux, quatre, dix heures et plus.
Aisément supportée à Plombières, à Pfeffers, à
Louesch, etc., une pareille prolongation n'aurait
certainement pas le même succès à Baréges,
Uriage, Salins, etc., enfin dans toutes les sources
fortement chargées de chlorure de sodium ou
de principes sulfureux.

Empruntant spécialement leurs vertus au contact et au degré de température, occasionnant une rubéfaction à la peau d'autant plus intense que l'eau est plus chaude, et secondées, si elle est froide par l'exercice, les douches ajoutent peu à l'action de l'eau minérale.

Les éruptions multiformes étant le produit et le signe de la poussée, quelle idée s'en sont faite les auteurs, et quel but se sont-ils proposé en cherchant à la provoquer? La plupart la considèrent comme un moyen d'élimination des principes viciés, et de guérir les maladies en purifiant les humeurs. Mais la science a fait justice de cette hypothèse créée par la vieille médecine humorale.

Quelques-uns voient dans la poussée, suivant l'intensité des symptômes ou la promptitude de son apparition, soit une puissante révulsion de nature à détruire une irritation chronique des organes internes, soit une modification profonde de la peau, substituant à une affection rebelle et invétérée un état aigu à marche rapide. Il y a du vrai dans cette explication; nul doute que, sous ce double rapport, les eaux minérales ne procurent des résultats satisfaisants. Toutefois, si l'on considère que la guérison, dans beaucoup de cas, s'effectue sans la production du phénomène, on peut conclure que la poussée, dont l'action diffuse ne porte pas spécialement sur les points affectés, n'a qu'une valeur curative secondaire et n'est point indispensable pour déterminer et consolider la guérison des dermatoses rebelles aux ressources habituelles de la médecine.

Autres sont les effets de la *poussée* que provoque le composé d'iode et de calomel. Cet agent ne se borne pas, comme les eaux minérales, à produire sur la surface cutanée une irritation plus ou moins forte; son action se concentre sur les tissus altérés et, en même temps qu'elle modifie l'organisme tout entier, elle amène localement d'abondantes éliminations de produits morbides sans envahir en aucune façon les parties saines. Le propre de cette poussée est effectivement de constituer une sorte de travail fonctionnel se circonscrivant exclusivement dans les organes qui sont le siége de l'éruption. Ce qui confirme d'ailleurs ce caractère électif, c'est la nature même de ces produits en partie semblables, sauf l'abondance et l'altération, aux produits naturels ou morbides. Les tissus ne sont pas seulement modifiés dans leur vitalité, c'est par leur jeu suractif que la détersion s'effectue.

Par la raison que le remède n'agit point topiquement sur les parties saines, on conçoit que si le mal s'amende, la poussée diminue et cesse. C'est ce qu'on observe, et ce qui établit un dernier contraste de cette poussée avec celle des eaux minérales; à mesure que les dartres s'effacent, la sécrétion ou l'excrétion médicamenteuse se restreint, et le remède finit par ne plus produire qu'une rubéfaction légère. Ajoutons que ces cures ainsi opérées sont ordinairement définitives, tandis que les récidives sont fréquentes et promptes après les eaux minérales, dont on ne peut prolonger l'emploi sans inconvénient plus de vingt ou de trente jours, et qui, n'agissant pas radicalement, laissent les tissus prédisposés. Un avantage enfin important à signaler : les bains ne se prennent qu'en été; notre traitement est applicable en toutes les saisons.

Nous avons indiqué les obstacles qui s'opposent à une efficacité sérieuse des eaux minérales par les bains; aussi, lorsque, dans le but de détruire les complications qui parfois entravent la marche de notre traitement, nous jugeons utile d'y adjoindre les eaux minérales, préférons-nous un autre mode d'administration, celui en boissons; contraire en cela à la généralité des médecins hydrologues pour qui l'usage intérieur des eaux, auxiliaire utile mais non indispensable, a beaucoup moins d'importance que les bains, surtout sulfureux.

Prises en boissons, les eaux minérales ont une action plus rapide que le bain; aussi dans leur emploi doit-on apporter une modération prudente. Beaucoup d'entre elles fatiguent et irritent l'estomac, occasionnent de la lassitude, de la somnolence, de l'insomnie, de l'agitation, des étourdissements, de la fièvre, même des symptômes d'ivresse, comme lorsqu'elles contiennent ou dégagent de l'acide carbonique.

Certains malades croient, en buvant coup sur coup de larges verres, arriver plus tôt au terme de la guérison. Erreur! la réaction énergique qui en résulte est bientôt suivie d'une dépression fâcheuse. En principe, il vaut mieux boire peu à la fois et recommencer plus souvent. Quant à la durée de la cure, toute limite assignée d'avance nous semble arbitraire. Elle se subordonne à la tolérance des sujets et aux résultats obtenus.

En somme, pour nous, les eaux minérales sont spécialement applicables lorsque quelque complication vient entraver la marche de notre

traitement. Nous ne faisons acception d'aucune
à priori. Notre choix se guide d'après la nature
des altérations qui coïncident avec l'affection
cutanée. Si tantôt nous employons les eaux sulfureuses, dans d'autres cas nous avons recours
aux eaux salines, alcalines, ferrugineuses, iodurées bromurées, arsenicales, etc. Eu égard à
leur emploi, les boissons dont les principes minéralisateurs pénètrent aisément dans l'économie
nous paraissent devoir l'emporter sur les bains
dont l'absorption réelle, mais insuffisante, a
même été contestée. Ceux-ci, néamoins, en raison de leur effet local, dû à léur température
plus qu'à leur minéralisation, ont leurs médications spéciales.

Des considérations qui précèdent, nous croyons
pouvoir déduire les conclusions suivantes :

1° Le traitement des dartres, tel que nous
l'avons institué, agit directement et localement,
en déterminant la résolution de la congestion
dermique.

2° Les eaux minérales combattent plutôt les
altérations sanguines ou les complications quelconques qui accompagnent les dartres, qu'elles
ne guérissent les dartres elles-mêmes.

3° Le phénomène de la poussée dû à l'action

6

des eaux minérales sur le tégument externe
envahit tous les tissus, sains et malades ; la
poussée, au contraire, que développe notre méthode expulsive se concentre électivement sur
les points altérés et en élimine l'élément morbide. .

4° Dans tous ces cas, tout à fait exceptionnels,
quand le traitement local a été entravé par certaines complications, l'intervention des eaux
minérales est réellement efficace.

5° Elles doivent alors être prises en boissons ;
leur action topique est en effet trop diffuse : ne
modifiant pas profondément les tissus, elle laisse
subsister les chances de récidive ; de plus, l'absorption cutanée est trop problématique pour
que l'on puisse faire reposer toute sa confiance
sur la médication thermale externe.

V

DU PARASITISME VÉGÉTAL DANS LES MALADIES DE LA PEAU.

I

Jusqu'alors les cryptogames dont la présence a été constatée avec évidence dans le cours des maladies cutanées ne sont qu'au nombre de trois, c'est-à-dire le *trichophyton*, le *microsporon*, l'*achorion*. On sait que les deux premiers cryptogames appartiennent à la tribu des torulacées, et que le troisième appartient à celle des oïdiées, et que cette dernière tribu, d'une structure plus complète, est douée de sporules, de mycélium et de réceptacles, tandis que la première a tout au plus le spore et le mycélium, et quelquefois le spore seulement.

L'existence du parasitisme végétal est désormais un fait acquis à la science, mais en nous faisant le rapporteur de ce qui a été dit et écrit à ce sujet, nous nous garderons bien d'assurer que, dans les maladies de la peau, il n'y a rien de plus, ni rien de moins que ce que les derma-tologues micrographes ont cru y voir à travers le grossissement de leur microscope.

On ignore la date précise de la découverte de certains parasites animaux dans l'espèce humaine, car plusieurs, comme les poux, semblent avoir été connus de tout temps. Déjà Avenzoar, médecin arabe, a indiqué l'existence de l'*acarus scabiei;* quant aux parasites végétaux de la peau, c'est tout récemment qu'on les a aperçus. Ainsi il n'y a guère que vingt-cinq ans que Schonleïn a donné la description du parasite végétal de la teigne faveuse, qui porte aujourd'hui le nom d'*achorion Schonleïnii.* D'habiles micrographes, parmi lesquels il faut signaler Fuchs, Bennett (d'Édimbourg), Gruby, Lebert, Ch. Robin, ont contribué à faire connaître l'histoire naturelle de ces intéressants champignons. M. Bazin, plus que tout autre en France, s'est occupé de déve-lopper le point de vue pathologique de cette question.

Certainement la constatation de la présence des cryptogames dans les maladies cutanées aura ajouté une belle page aux *Annales de la science médicale*, et en cela les auteurs de ces découvertes méritent nos plus grands éloges ; mais il est à craindre que dans leur premier moment d'enthousiasme ils n'aient attribué au parasitisme végétal plus d'importance qu'il n'en a réellement dans la production des maladies de la peau. Ainsi, M. Bazin nous semble être tombé dans l'exagération lorsqu'il établit une maladie parasitaire directement et uniquement produite sur une partie quelconque du corps par la seule présence d'un parasite végétal. Nous ne pouvons nous empêcher de croire que c'est dans la vivacité de sa controverse avec ses adversaires que M. Bazin a émis cette assertion, d'autant plus que le savant dermatologiste, après avoir accordé aux parasites le droit de créer de toute pièce une maladie cutanée, semble bientôt effrayé de cette concession, puisqu'il se hâte d'avertir ses élèves de ne pas tomber dans la même erreur que Raspail qui voit des parasites dans toutes les maladies et n'y voit que cela.

En résumé, le degré d'importance de l'intervention du parasitisme dans les maladies cutanées est une question encore débattue entre les dermatologistes : nous allons la discuter à notre tour, et pour cela nous l'envisagerons dans son aspect le plus général.

Avant de constituer un état morbide le parasitisme existe à l'état normal, en ce sens qu'on peut rationnellement le considérer, avec Bernardin de Saint-Pierre, comme rentrant dans l'ordre général des harmonies de la nature.

Ainsi, il n'y a pas un végétal, nous dit cet auteur, qui n'ait au moins cinq ou six insectes pour parasites habituels. Il résulte de là une sorte de dualité vivante, végétale et animale, où l'on voit toujours produire l'aliment, et l'insecte l'absorber sans qu'on puisse dire que le premier soit victime du second; car, en réalité, le végétal n'a souvent pas moins de profit d'être débarrassé d'une exubérance de sa propre substance, que l'animal parasite n'en a à consommer ce superflu [1].

(1) Le rôle majeur des végétaux, dans l'ordre général de l'univers, tient essentiellement à leur genre de nutrition, qui leur permet de modifier la nature minérale au profit des animaux. En effet, ceux-ci réclament nécessairement pour se nourrir un aliment organique, tandis que des végétaux puisent autour d'eux dans le règne minéral les substances qui, élaborées ensuite dans leur tissu, deviendront les matériaux de leur accroissement. Dans l'état actuel de la science, tout démontre que l'aliment des plantes est essentiellement minéral, et que si certaines d'entre elles, les *vraies parasites* (Guy; Orobranche, Cuscute, etc.), peuvent se nourrir de matières déjà élaborées, et par conséquent

Ici, il n'y a rien d'anormal, de *malsain*, de douloureux ; nous avons affaire à ce dualisme initial de la vie, source universelle de la nutrition des êtres, et dont le type nous est donné dans le fait de l'allaitement, où l'on voit la mère et le nourrisson tous deux également satisfaits, l'une de sentir couler son lait et l'autre de se désaltérer.

S'il avait jamais existé un homme d'une constitution si vigoureusement trempée, qu'à tous les moments de sa vie, depuis sa première enfance jusqu'à la caducité, jamais entozoaires, épizoaires, cryptogames n'auraient eu prise sur lui, cet homme représenterait le type de la santé parfaite.

Mais, comme l'état de santé chez tous les êtres vivants et surtout chez l'homme est toujours instable, il en résulte que l'invasion parasitique

organiques ; si les autres paraissent, dans certaines circonstances, pouvoir également emprunter quelque chose aux matières de nature organique avec lesquelles leurs racines sont en contact, on ne doit voir là que des faits tout spéciaux d'une valeur secondaire, et qui n'infirment en rien le grand principe aujourd'hui admis par la majorité des physiologistes, savoir : que les végétaux sont le canal par lequel les éléments minéraux du globe passent dans le corps des animaux.

(Brongniart, art. Végétal du *Dict. univ. d'hist. nat.* de Ch. d'Orbigny.)

est toujours imminente, seulement il y a une condition essentielle à l'accomplissement de l'invasion, c'est que l'intensité vitale du sujet même ait subi un amoindrissement considérable et que, de plus, quelques-uns de ses organes soient actuellement le siége d'un état morbide. En sorte que si, en présence de ces faits, on nous demande la caractéristique de chacun des deux parasitismes, normale et morbide, nous dirons que, dans le premier cas, il y a une *transsubstantiation* ascendante, c'est-à-dire s'opérant d'être inférieur à être supérieur, ce qui est entièrement conforme aux lois de la nature ; tandis que, dans le second cas, celui d'un infime cryptogame, le microsporon par exemple, *il y a une transsubstantiation* descendante, c'est-à-dire s'opérant du supérieur à l'inférieur, ce qui est une infraction manifeste à l'ordre naturel.

Transportons-nous maintenant à Saint-Louis, auprès du lit d'un des malades dont cet hôpital est le refuge habituel. A l'aide de la loupe, nous trouvons caché dans l'épiderme soit un cryptogame, soit un acarus, peu importe. En même temps, on voit autour du domicile du parasite des désordres de différente nature, tels que rougeur, état congestif, vésico-pustules, pustules, indurations, abcès phlegmoneux, altération et chute des poils, témoins irrécusables d'un état subinflammatoire de mauvaise nature dans l'organe affecté.

A cet aspect, un observateur désintéressé se posera naturellement cette question : est-ce par l'arrivée du parasite ou par un état pathologique préexistant que la maladie commence? et on comprendra bien la nécessité que cette question soit résolue, puisque le mode de traitement à ordonner aux malades sera entièrement différent suivant qu'on aura adopté l'une ou l'autre opinion.

Ainsi, admettez-vous que le transport d'une sporule sur l'aile des vents, ou la chute accidentelle d'un acarus, a toujours précédé, dominé, causé même l'apparition des lésions élémentaires, alors votre premier soin sera de vous débarrasser de ces hôtes importuns, vous n'avez rien de mieux à faire que de vous armer d'une pince et de préparer des lotions parasiticides. Au contraire, croyez-vous à la préexistence d'un état morbide visible ou latent, alors, tenant compte du tempérament, des habitudes de votre patient, prenant en considération les degrés divers de congestion et d'inflammation, vous emploierez des agents thérapeutiques les plus capables de rétablir une constitution affaiblie et de combattre les désordres fonctionnels des organes affectés, après quoi il n'y a pas lieu de trop vous inquiéter du parasitisme; car, pour peu que la guérison se prononce, on verra bientôt le cryptogame se dessécher et l'insecte déserter une table où il n'y a plus rien de servi pour lui.

Ainsi, entre les médecins qui, avec M. Bazin, dirigent leur traitement en vue d'une prédominance de l'élément parasitique, et ceux qui, avec MM. Cazenave, Chausit et Devergie, etc., le désignent en vue de la prépondérance de l'état pathologique, notre choix ne saurait être douteux ; c'est du côté de ces derniers que nous nous rangeons, et nous allons en donner nos raisons.

Il a dû arriver à M. Bazin, comme cela nous est arrivé à nous-même, d'avoir à traiter en même temps un acné et un sycosis dont on pouvait embrasser d'un même coup d'œil tous les différents phénomènes. Ce qu'il y a de frappant, c'est le peu de différence qui existe à certains moments entre les lésions élémentaires de chacune de ces maladies. Ainsi, aperçoit-on la formation des vésico-pustules d'un côté, on est à peu près certain de la rencontrer de l'autre, et il en est de même de l'état congestif, des pustules, des indurations et le reste. Or, nous avouons qu'à la vue de cette similitude d'état pathologique rendu plus sensible par le rapprochement des deux maladies, nous nous sommes trouvé invinciblement conduit à conclure que, puisque l'acné se produit en l'absence de tout parasite, il n'y aurait rien d'étonnant que le sycosis n'ait pas besoin de parasite pour se produire. C'est par le seul raisonnement que nous sommes arrivé à cette conclusion; mais ajoutons qu'en réalité plusieurs micrographes dont l'opinion fait autorité soutiennent qu'il existe des sycosis chez lesquels l'absence totale du parasite a été formellement démontrée.

Il est donc certain que dans deux maladies cutanées du même ordre, acné et sycosis, nous ne trouvons qu'une expression morbide constante : la lésion élémentaire. Eh quoi donc ! cette lésion qui existe toujours, M. Bazin l'appelle un fait accessoire, tandis que l'autre, qui parfois fait défaut, il l'appelle un fait essentiel, prédominant. Véritablement, ce n'est pas logique.

Aussi, malgré son parti pris sur cette question, M. Bazin aura bien de la peine à faire partager aux praticiens sa doctrine de la prépondérance parasitaire, et voyez en quels termes embarrassés il s'explique à ce sujet. D'un côté, il nous affirme bien que la cause effective du mal vient du parasite, mais, d'un autre côté, il nous affirme aussi que le parasitisme ne saurait exister sans un milieu approprié et une aptitude acquise, c'est-à-dire, en d'autres termes plus explicites, sans un organe déjà altéré et une constitution depuis longtemps affaiblie. Or, si ce sont là les deux conditions sans lesquelles le cryptogame ne peut pas exercer sa pernicieuse influence, il faut convenir que cette même prépondérance parasitaire qu'on aurait voulu établir en principe se trouve en fait presque complétement annulée.

C'est pourquoi ne pouvant reconnaître le triple rôle de cause, de symptôme et d'effet que M. Bazin attribue à ses cryptogames, nous le prions de faire une correction à cet axiome qu'il dit être fondamental de sa doctrine, et de dire simplement que dans les maladies cutanées le parasite est toujours primitivement un effet, et en second lieu seulement une cause occasionnelle.

II

Dans la discussion précédente sur le parasitisme envisagé au point de vue général, nous avons déjà obtenu de M. Bazin cet aveu significatif : que l'intervention d'un agent cryptogamique dans la production des maladies cutanées restait nulle, à moins qu'il n'y eût chez le sujet attaqué une aptitude particulière et un terrain approprié; et, comme ces termes de terrain, d'aptitude, employés d'une manière vague et indéterminée par M. Bazin, ne veulent pas dire autre chose qu'une altération du corps muqueux, par lui-même très-humide, et une constitution considérablement affaiblie, nous en avons déduit rationnellement que si le végétalisme ne peut faire sentir sa précieuse influence que sous cette double condition citée plus haut, bien loin que l'on puisse voir dans la présence du cryptogame la cause première, la nature de la maladie, on doit au contraire n'y voir qu'un résultat et une complication passagers. C'est par ce raisonnement assez concluant que nous avions terminé notre discussion générale sur le parasitisme, nos lecteurs peuvent s'en souvenir; à présent il faut entrer dans les détails de la question, et exposer les principaux arguments qu'on a fait valoir contre les exagérations de la doctrine parasitaire.

Puisque c'est le favus qui, à ce sujet, a servi de champ de bataille entre les micrographes, MM. Gruby, Lebert, Robin et Bazin et les organiciens, MM. Cazenave, Chausit et autres, nous pouvons sans inconvénient suivre les parties adverses sur ce terrain qu'elles ont choisi, puisque tout ce qui y aura été décidé pour le favus se trouvera aussi décidé pour le sycosis.

La discussion date de loin, c'est en 1841 que M. Gruby lut un mémoire à l'Académie des sciences, dans lequel il soutenait qne la production faveuse n'était qu'un champignon microscopique, l'*achorion Schœnleinii.*

Sachons d'abord ce que les grandes autorités dermatologiques ont pensé et écrit à ce sujet. Si on en croyait M. Devergie, l'existence du champignon dans le favus serait presque constante; mais M. Cazenave, dont l'autorité n'est pas moindre, dit que cette apparition végétale se présente rarement et qu'elle ne se produit que sur des parties de substance organique tombée en décomposition. Vous voyez bien qu'il n'y a ici, entre M. Devergie et M. Cazenave, qu'une légère

nuance d'opinion, tandis qu'entre ces deux auteurs et M. Gruby, la différence d'opinion est
extrême, puisque ce dernier veut que l'achorion
soit la cause de tout le mal, tandis que les deux
premiers ne regardent ce cryptogame que comme
un effet accessoire et non constant d'un état pathologique préexistant.

Un physiologiste allemand, M. Vogel, admet
le végétal, mais il ajoute que dans le favus « l'*exsudation qui a lieu par les vaisseaux de la peau
constitue le phénomène primitif, la condition première* ».

Maintenant, si nous soumettons à un nouvel
examen l'épreuve micrographique, émise en faveur de la présence du champignon, on verra
que les assertions si formelles des partisans du
parasitisme végétal se trouvent déjà sur plusieurs points en opposition manifeste avec les
faits plus récemment constatés. Ainsi MM. Bazin et Robin affirment que les corps ovoïdes de
$0^m,0003$ à $0^m,0008$ qu'ils ont rencontrés dans
la matière favique constituent le spore du champignon de Schœnlein. Malheureusement pour ces
auteurs, ces corps ovoïdes, qui ne sont pas même
constants, sont bien loin d'être aussi nombreux
qu'on le prétend, et de plus, ils diffèrent sur

presque tous les points des corpuscules appartenant à la tribu oïdienne, dans laquelle l'achorion a été classé.

Pour rendre cette dissemblance plus sensible, mettez en comparaison une préparation de l'oïdium et une préparation de matière favique. Au premier coup d'œil, vous ne manquerez pas de voir dans le champignon pris à part sur la vigne des tubes à cavité distincte, des corpuscules ovoïdes contenus dans ces cavités, des cellules s'ajoutant bout à bout en forme de chaîne, des ramifications franchement dessinées, des spores attachés au mycélium, en un mot, tous les caractères qui font de l'oïdium une espèce occupant un degré assez élevé dans l'ordre des cryptogames.

Si ensuite vous passez à l'examen de la préparation favique, il se trouve que la cavité du tube échappe à l'investigation, même à un grossissement de 800 diamètres, et que les sporules ou ne sont point visibles, ou bien n'ont aucune forme déterminée. Or, de ces deux aspects si différents, il faut bien conclure que nous avons affaire ici à une moisissure confuse et indéterminée, et non pas à ce prétendu achorion favique regardé par l'école parasitaire comme l'échantillon le plus complet du végétalisme cutané.

Suivant M. Tarnier (1), à qui nous avons emprunté les observations précédentes, l'examen comparé des sporidies cryptogamiques et de la production favique donne aussi en résultat des aspects tellement opposés qu'il est impossible de croire qu'on n'ait là sous les yeux qu'une seule et même espèce végétale.

Cependant M. le Dr Tarnier, avec une bonne foi rare et digne d'éloges, convient, contrairement aux prémisses apparentes de son argumentation, qu'il a rencontré quelquefois dans la matière faveuse *vieillie,* non pas ce champignon oïdien décrit par M. Gruby, mais un cryptogame indéterminé et assez semblable aux végétations qui naissent et croissent dans les matières en putréfaction.

De ce qui précède, il résulte donc, de l'aveu de tout le monde, que le végétalisme cutané, quoiqu'il n'ait pas toute l'importance que lui attribue l'école parasitaire, n'est pas une chimère, qu'il existe réellement, et cette discussion de présence et d'absence absolue étant désormais

____

(1) Thèse inaugurale, 1859, n° 34 : *Quelques réflexions critiques sur le favus.*

écartée, il ne nous reste qu'à étudier la nature, l'origine même de la cryptogamie cutanée.

Pour cela, transportons-nous au cœur de la question même, et c'est un passage de M. Bazin qui va nous y introduire. Cet auteur donc, parlant de la poussée épidermique qu'il a examinée au microscope avec le plus grand soin, s'exprime ainsi : « Chose remarquable ! il semble que cette production de l'épiderme se transforme insensiblement dans les éléments du parasite végétal, les cellules épidermiques deviennent de plus en plus allongées, et ne sont que des tubes de mycélium auxquels se joignent plus tard des sporules, longtemps avant que l'œil puisse distinguer la couleur jaune de la matière faveuse. Cependant les éléments cryptogamiques se rassemblent, etc.... (1). »

Réfléchissons un moment aux conséquences qu'on doit tirer de l'observation publiée par M. Bazin. Le merveilleux du fait lui-même consiste en ceci : qu'il y a eu d'abord une apparition de divers éléments végétaux, sporules, tubes, mycélium, isolément formés aux dépens du tissu cutané, et qu'ensuite il y a eu réunion de ces

(1) *Leçons théoriques et cliniques sur les affections cutanées parasitaires*, professées par M. Bazin, 1858, pages 103, 104.

membres épars pour donner naissance à un nouvel être de nature végétale, c'est-à-dire que tout
se serait passé ici comme dans l'état embryon-
naire où les divers organes se forment à part
avant de constituer le corps d'un être doué de
vie.

Si cette observation est vraie, comme on doit
le croire, M. Bazin nous a réellement rendus
témoins d'une des opérations les plus mysté-
rieuses de la nature, non pas cependant qu'on
voie ici le passage de l'état du néant à l'état
d'existence, ce qui constituerait un vrai mira-
cle, mais parce qu'on y voit le passage de l'état
de substance organisable à l'état d'être organisé,
ce qui constitue la génération spontanée proprement dite, laquelle rentre dans l'ordre général
des formations naturelles (1).

(1) En vain tout individu qui naît actuellement paraîtra-t-il
dériver de la génération seconde, en vain n'aurons-nous vu la
génération primaire s'accomplir nulle part; un fait n'infirme pas
un axiome, et la géométrie n'a pas d'oracle plus sûr que ceci :
le premier vivant n'a pas d'ancêtres.
—La génération spontanée s'impose donc à l'esprit, indépendamment de l'expérience, antérieurement à l'observation par
évidence logique. Le doute ne poind que sur cette question,
question secondaire malgré sa gravité : la nature pratique a-t-elle
encore un procédé qu'elle a si longtemps employé par toute la
terre? Et il est raisonnable de pencher pour l'affirmative, car
hier encore la nature exerçait l'hétérogénie, et même avec un
éclat incomparable. C'est lorsque, mettant le couronnement à

Nos lecteurs veulent-ils maintenant une explication assez plausible du fait en question, nous leur dirons que de même que la tranformation de la cellule animale ou végétale a pu être due à un abaissement de vitalité, suite naturelle d'un état morbide, de même aussi l'éclosion cryptogamique signalée par M. Bazin a pu être occasionnée par la modification des éléments que la cellule génératrice tenait de son état primitif d'animalisation.

D'ailleurs, de récentes découvertes sur la composition de la cellule épidermique vont nous donner de nouvelles raisons de croire à la possibilité de ces changements de règne et de ces éclosions spontanées qui ont eu lieu dans le fait de M. Bazin.

Écoutons d'abord à ce sujet une communica-

son œuvre, elle donnait à ce grand corps, le règne organique, une tête; au globe, ce domaine et cette usine, un régisseur et un contre-maître; un roi à ce royaume, un prêtre à ce temple. Lors même que l'homme remonterait bien au delà des six mille ans qu'on lui donne, son avénement, assomption de la vie, sacre de la matière organique, serait une des dates les plus récentes du cosmos; il est d'hier pour le globe. Et, postérieurement à cette date qui ouvre une ère, l'hétérogénie n'eût-elle produit que les parasites de l'homme, c'en est assez pour montrer qu'elle était encore en vigueur après l'arrivée de celui-ci. Mais qui prouve qu'aujourd'hui elle soit abrogée? — VICTOR MEUNIER, *Si on peut n'avoir ni père ni mère.* (*Siècle*, 29-30 octobre 1859.)

tion récente faite à l'Académie des sciences par M. Ch. Rouget (1). Ce savant expérimentateur a constaté d'une manière irrécusable que la présence de substance amylacée n'est point enfermée dans un organe spécial, mais dispersée irrégulièrement et en qualité notable soit dans les cellules épithéliales des muqueuses, soit dans les cellules épidermiques de la peau. A ce sujet, M. Rouget nous fait remarquer que cette particularité est une preuve de plus de l'analogie qui existe entre les animaux et les végétaux, et qu'ainsi ces molécules animales primitives, que l'on croyait, il n'y a pas longtemps, uniquement composées de substances grasses ou protéiques, se trouvent ainsi composées en partie de substances amylacées.

Maintenant que la cellule épidermique se présente clairement à l'observateur sous le mélange de substances azotées et amylacées, on comprendra bien comment, la quantité proportionnelle de ces substances intégrantes venant à changer, il peut se produire dans la cellule tantôt une évolution de l'animalité à la végétation, ce qui est le cas de M. Bazin, tantôt une évolu-

(1) Compte rendu de l'Académie des sciences, 18 avril et 30 mai 1859.

7.

tion de la végétation à l'animalité, ce qui est le cas des fermentations, et d'autres formations analogues et probablement du pou, de l'acare de la gale.

Après cela, il nous semble que l'esprit le moins disposé à se repaître de chimères reconnaîtra avec nous, sans crainte de se compromettre, que de fréquentes modifications peuvent s'opérer dans les cellules épidermiques placées sur les limites assez peu déterminées qui séparent les deux règnes supérieurs de la nature (1).

(1) C'est dans le domaine des faits qu'il faut chercher les preuves directes de la génération primitive....

Il se présente au début une question d'une gravité très-peu appréciée dans la solution du problème : c'est l'état d'indifférence dans lequel se trouve la matière organique à son point de départ : indifférence qui ne semble pas seulement être, mais est réellement en fluctuation entre le végétal et l'animal. En effet, comment concilier dans les ordres inférieurs des deux règnes, animaux et végétaux, cette hésitation, qui fait qu'aujourd'hui même encore les botanistes réclament certains groupes qu'ils regardent comme des végétaux, et que les zoologistes ont placés dans la série animale? Le beau travail de M. Ungher sur l'instant de l'animalisation des *zygnéma* est une preuve de l'obscurité qui règne dans cette question, et elle prouve combien est faible la théorie des ovaristes ; car la matière organisée, si elle provient d'un ovule, ne peut être indifférente : elle doit être un animal ou un végétal, et c'est avec plaisir que j'ai retrouvé dans la plupart des auteurs qui ont fait des observations microscopiques la confirmation d'une observation que j'ai faite il y a plus de dix années ; c'est que les conferves se forment d'infusoires libres, qui viennent s'ajouter en chapelet les uns à la suite des autres, et dans cet état forment une chaîne verte et

Quant à la question de la génération spontanée proprement dite, quoique pour notre part nous n'ayons pas la prétention de la résoudre, aujourd'hui qu'elle est si vivement controversée au sein des académies et du monde scientifique, néanmoins nous nous sommes appliqué à produire tous les arguments qui militent en sa faveur, parce qu'il nous a semblé qu'en admettant ce mode de génération, plusieurs phénomènes jusqu'à présent si obscurs des maladies cutanées deviendraient d'une explication plus facile.

immobile, dont les anneaux se désagrégeant reprennent leur vie animale et spontanée. Déjà Ingenhouss avait avancé ce fait, qui depuis a été confirmé par Treviranus, Girod de Chautrans, Trentepohl, Borry de Saint-Vincent, Gaillon, Dillwyn, Edwards, Nitzsch, et l'on trouve dans certains genres, tels que les Bacillaires, des êtres qui sont doués d'une spontanéité qui leur fait prendre place parmi les animaux, tandis que d'autres ne peuvent être considérés que comme des végétaux. Est-il possible alors de concilier les idées de formes absolues, animales ou végétales, avec cette mobilité dans les premiers anneaux de la chaîne organique? Il est bien difficile, avec la meilleure volonté, de se soustraire au doute, et de ne pas voir au milieu du monde des *éléments organisables* et des *agents organisateurs,* réagissant sur les combinaisons et les rendant corrélatives aux conditions dans lesquelles se trouvent les substances transformées en êtres nouveaux. C'est aux zoologistes que s'adresse cette objection; car les ontologistes, je ne puis trop le répéter, étrangers à l'étude de la nature, et retranchés derrière des *à priori* dont le germe est dans leur cerveau, ne sont pas aptes à juger des questions qui appartiennent à la science expérimentale.

(GÉRARD, art. *Génération spontanée,* p. 61 du *Dict.*
univ. d'hist. nat., par Ch. d'Orbigny.)

Ainsi, admettez-vous une cryptogamie éclose spontanément au sein d'un tissu en décomposition, vous ne pouvez plus regarder ce *caput mortuum*, cette modification organique que comme un effet accessoire, consécutif, et la voilà par cela même destituée du rôle de cause essentielle qu'on lui avait indûment attribuée.

D'ailleurs, même en raisonnant dans la supposition de la non-existence de la génération spontanée, ce qui est encore l'objet d'un doute, nous n'avons rien à changer à nos conclusions, puisqu'en opposant plus haut les incertitudes, les contradictions incomplètes des micrographes, nous avons suffisamment prouvé le peu d'importance de la cryptogamie comme cause morbide directe.

Ainsi, il est bien vrai que le favus, de même que le sycosis, et autres maladies similaires, ne sont pas essentiellement de nature parasitaire. Mais de quelle nature sont-ils donc? A cette question nous n'avons de meilleure réponse que de rappeler notre définition de la maladie où il est dit qu'elle est essentiellement un trouble fonctionnel.

Voilà pour le cas général, et en ce qui regarde le trouble fonctionnel et spécial à la maladie cutanée, nous avons suffisamment établi ailleurs qu'il consistait en un abaissement de vitalité suivi d'une congestion de la peau.

Il est remarquable que ce soit le chef de l'école parasitaire, M. Bazin lui-même, qui, en décrivant et constatant un fait de génération spontanée ou mieux de *protogénie*, nous ait donné, bien involontairement sans doute, le droit de conclure, non pas à la nullité, mais à l'insignifiance de la cryptogamie dans la production des maladies cutanées.

En terminant cette discussion, qu'il nous soit permis de dire un seul mot sur une question qui intéresse plus directement les praticiens : c'est celle du traitement.

L'école parasitaire de M. Bazin, imbue des dangers que peut produire la présence d'un parasite végétal dans le tissu dermique, veut qu'on emploie des lotions, des pommades parasiticides et l'épilation.

Dans l'engouement de cette doctrine, M. Deffis nous dit, chose peu croyable : « Chaque jour nous guérissons, rien que par le fait seul de la destruction du champignon, et la teigne, et l'herpès tonsurant, et le porrigo decalvans, et l'herpès circiné et le sycosis, *je l'affirme de toutes mes forces* (1). »

Quant à l'épilation, elle est toujours douloureuse et quelquefois insuffisante aussi, ainsi que le prouvent de nombreuses observations ; nous ajoutons qu'elle est parfaitement inutile.

En effet, conduit par une série de déductions, que nous ne croyons pas opportun de rappeler ici (2), à appliquer aux maladies dites parasitaires la médication locale expulsive ou *épispasique*, qui nous avait procuré de si remarquables succès dans le traitement de l'acné et de quelques autres affections rebelles de la peau, nous nous sommes convaincu que, dans le cas où l'altération de sécrétion est considérable et a profondément modifié le poil, celui-ci est entraîné avec la sécrétion de la *poussée* que provoque notre topique, et qu'il est par conséquent inutile de l'arracher. Dans les cas, au contraire, où l'affection est légère, on en obtient la guérison sans entraîner la chute de la plupart des poils, et dont alors on conçoit que l'épilation aurait été plus inutile encore.

(1) *Réfutations des erreurs que contient le livre de M. Devergie*, p. 28 ; 1857.

(2) Voir notre *Traité des maladies de la peau*, chez Adrien Delahaye, libraire-éditeur, place de l'École-de-Médecine, 23.

On voit que la question du microsporon, du tricophyton et de l'achorion, fort curieuse en pathogénie, devient superflue en thérapeutique, dès qu'on possède un moyen à peu près infaillible de curation. Si le parasite existe réellement *comme cause* de maladie, il faudra en conclure que le composé d'iode et de calomel est aussi bon *parasiticide* que bon modificateur ; mais il n'en résulte nullement qu'il suffise d'arracher les poils, ni même de tuer le parasite pour guérir la maladie, parce que, lorsque le parasite se développe, il y a sans doute des conditions qui favorisent ou provoquent son développement, et que la question serait toujours en définitive de changer ces conditions.

VI

CAS DE GUÉRISON REMARQUABLE DE DARTRES ET DE LUPUS.

Après avoir prouvé d'une manière rationnelle la valeur de notre méthode expulsive, nous allons maintenant la prouver par des faits de guérison.

Ces faits, pris parmi les plus anciens, constatent par leur ancienneté même non-seulement que les maladies de la peau les plus variées ont disparu sans récidive, ni répercussion, mais encore que chez les sujets qui en étaient atteints la santé générale s'est constamment améliorée.

Ces résultats sont certainement de nature à convaincre les plus incrédules.

OBSERVATION I. — *Eczéma chronique général.*

M. G..., commerçant à Paris, d'un tempérament éminemment lymphatique, a eu dans son enfance des dartres furfuracées, squameuses. Marié très-jeune, il fut atteint, en 1831, à l'âge de vingt-deux ans, d'une angine dite couenneuse, traitée par la cautérisation avec le nitrate d'argent.

En 1834, apparut au visage un eczéma qui s'étendit promptement sur le cuir chevelu, puis envahit successivement le cou, la poitrine, l'abdomen, le dos et les quatre membres : tout son corps ne fut plus qu'une croûte. M. G.... fut soumis pendant quatorze ans à tous les traitements ordinairement conseillés par les médecins spécialistes de l'hôpital Saint-Louis, et plus particulièrement à ceux de MM. Biett et Cazenave. Ces deux savants praticiens lui ordonnèrent des bains sulfureux, des purgatifs et des *dépuratifs*.

En 1848, la maladie n'avait cédé en aucune façon ; déjà les cheveux, les cils étaient tombés en grande partie.

C'est à cette époque que je fus appelé en consultation par mon honorable confrère M. le docteur Delanglard. Nous tombâmes d'accord sur l'opportunité de l'emploi de notre méthode expulsive contre une maladie aussi rebelle. Comme M. G.... habitait un entre-sol mal éclairé, donnant sur une rue étroite, humide, je proposai de placer le malade dans un milieu plus hygiénique pour favoriser l'action du traitement ; on le décida à se rendre à la maison de santé de la rue Marbeuf, où il entra le 13 février 1848.

Voici dans quel état je trouvai M. G.... :

Homme de taille moyenne, devenu débile et fort amaigri par ses longues souffrances ; sa constitution paraît profondément altérée ; peu d'appétit ; digestions pénibles ; constipation ; pouls régulier, mais pauvre. Le visage est complétement couvert d'écailles assez épaisses, peu humides, brunes, fendillées ; la peau est rouge, très-tuméfiée : gonflement, rougeur des paupières ; chute des sourcils, des cils ; inflammation des conjonctives ; sur le cuir chevelu, les écailles sont plus minces, plus humides, d'une couleur moins foncée. On voit aussi de petites écailles lamelleuses et une sérosité abondante qui se dessèche en croûtes épaisses sur les quelques cheveux qui restent vers la nuque et sur les côtés de la tête. Enfin, on aperçoit sur le dos, l'abdomen et les membres de très-larges plaques de dimensions variables, couvertes d'écailles peu humides, plus jaunâtres, qui se détachent assez facilement. Sur ces parties, la peau est moins tuméfiée et moins rouge, mais le malade y éprouve une démangeaison insupportable.

Après huit mois de l'emploi méthodique de la pommade au composé d'iode et de calomel, la guérison fut complète. *Dix-sept ans* se sont écoulés depuis, et M. le docteur Delanglard, son médecin, m'affirme que la guérison se maintient.

OBSERVATION II. — *Eczéma chronique partiel.*

Madame L...., d'un tempérament nerveux-lymphatique, âgée de vingt-huit ans, jouissait habituellement d'une bonne santé, lorsque, à la suite d'un chagrin subit et violent, elle fut atteinte d'une perte abondante qui persista longtemps, malgré divers moyens employés pour la combattre. Il en résulta une débilité très-grande à la suite de laquelle, à la fin de 1848, apparut à l'aisselle droite un eczéma qui envahit d'emblée le sein, le cou, l'oreille du même côté. Les mêmes parties, qui furent atteintes plus tard sur le côté gauche, étaient moins malades.

Madame L.... employa sans succès divers moyens contre cette affection, qui en peu de temps avait envahi des surfaces assez étendues. M. le docteur Delanglard, consulté alors, se rappelant les heureux résultats obtenus chez M. G*...., m'adressa avec empressement cette jeune dame.

D'une taille moyenne et en apparence bien constituée, je la trouvai très-amaigrie; il y avait une grande altération dans sa santé. Madame L.... présentait, sur tout le côté droit, des surfaces excoriées et recouvertes d'écailles épaisses, humides, d'un vert brun, qui envahissaient l'oreille, le cou, l'aisselle et le sein. Le tissu cellulaire de la conque de l'oreille paraissait tuméfié, ce qui gênait un peu l'articulation de la mâchoire de ce côté. Dans l'aisselle, les ganglions lymphatiques étaient très-engorgés. Il existait une démangeaison générale, plus particulièrement incommode aux environs du mamelon.

Au côté gauche les mêmes parties affectées occupaient moins d'étendue, et les écailles y étaient plus minces, plus sèches, d'une couleur verdâtre moins foncée. Appétit presque nul; constipation; sang des règles pauvre.

Madame L.... commença le traitement dans le mois de mars 1849. Les premières applications des topiques eurent pour effet immédiat de provoquer une abondante exhalation qui donna lieu, par la dessiccation, à des écailles très-épaisses, dures et brunes. La démangeaison et le prurit qui accompagne toujours cette dermatose se calmèrent promptement. La malade ainsi soulagée suivit avec exactitude ce traitement parfois assez douloureux. Elle éprouvait souvent de vives cuissons pendant le travail de l'expulsion. Mais après chaque série d'onctions, les écailles perdent de leur épaisseur, de leur adhérence par la diminution de l'exhalation, et le tissu cutané, profondément modifié, revient peu à peu à son état normal.

Pendant le retour des téguments à l'état physiologique, la santé générale devient meilleure, l'appétit se réveille et le sang des règles indique qu'une réparation se fait dans toute l'économie; résolution du tissu cellulaire tuméfié de la conque et des ganglions engorgés de l'aisselle droite.

Après un traitement très-actif suivi avec persévérance pendant quatre mois, madame L.... obtint une guérison complète qui, d'après le témoignage de M. le docteur Delanglard, persiste encore aujourd'hui après plus de *seize ans*.

OBSERVATION III. — *Eczéma aigu.*

M. E..., architecte du gouvernement, d'un tempérament nerveux et un peu lymphatique, a toujours joui d'une bonne santé jusqu'à l'âge de quarante ans.

En 1844, à la suite de travaux qui lui occasionnèrent de très-grandes fatigues, il apparut quelques plaques squameuses sur les bras, les mains et les jambes. On lui conseilla de prendre des jus d'herbes, des bains de Baréges et des purgatifs. L'affection céda assez promptement à l'emploi de ces moyens.

L'année suivante, M.E... fit une chute de cheval et se fractura l'olécrâne gauche. La vie sédentaire à laquelle il fut condamné pendant plusieurs mois altéra visiblement sa santé. Cependant il ne contracta aucune maladie grave jusqu'en 1850.

Au printemps de cette même année, il fut atteint d'un eczéma aigu qui se fixa sur les mains, les doigts et les avant-bras. Quelques plaques squameuses se manifestèrent sur les jambes. Pour apaiser les vives cuissons et les douleurs mêmes qu'occasionnait l'inflammation cutanée des membres supérieurs, on prescrivit des bains généraux de son et des compresses imbibées d'eau de guimauve et de pavots sur les parties affectées. Malgré l'emploi de ces moyens, la maladie se développait activement et envahissait chaque jour de nouvelles surfaces. Appelé alors auprès de M. E..., je constatai l'état suivant :

Tous les doigts, la face dorsale des mains, les poignets et les avant-bras sont rouges, très-enflammés, principalement les doigts. La peau est le siége d'une vive inflammation, et sur les parties malades on voit un grand nombre d'excoriations d'où sort une abondante sérosité lactescente ; au-dessus de la partie moyenne des avant-bras se remarquent des vésicules agglomérées, de la grosseur d'une tête d'épingle, entourées d'un cercle inflammatoire, et contenant une matière blanche transparente. Dès que leur rupture se fait, de nouvelles excoriations apparaissent et l'exhalation séreuse devient abondante. L'eczéma tend de cette façon à se développer vers les coudes, surtout du côté gauche. Lorsque la matière exhalée est assez consistante, elle forme des écailles minces, humides, jaunâtres, mais le plus généralement elle s'épanche en sérosité qui pénètre promptement les linges ; des gerçures profondes et douloureuses se forment sur les doigts, les poignets et autour des articulations ; enfin, il existe sur les jambes des plaques squameuses, variables de formes et d'étendue, couvertes d'écailles minces, sèches, d'un jaune pâle, qui se détachent avec assez de facilité.

La santé générale paraît peu affectée. M. E... a ressenti quelques malaises à l'origine de la maladie, avec perte d'appétit. Aujourd'hui, il n'éprouve plus que de l'insomnie occasionnée par les démangeaisons et surtout les vives cuissons.

Aux applications d'eaux émollientes et légèrement narcotiques sur les surfaces rouges, tuméfiées, humides et douloureuses, je substituai les onctions faites avec la pommade au composé d'iode et de calomel.

A la suite d'applications renouvelées suivant l'effet obtenu, l'exhalation morbide a cessé, les excoriations ont disparu ; seulement la peau, quoique revenue complétement à l'état sain, conserva pendant longtemps aux doigts et aux mains comme une espèce de rudesse analogue à celle qu'on observe dans le psoriasis léger, et que Bateman a aussi observée après la guérison de l'eczéma aigu. Après six mois de traitement, M. E... fut radicalement guéri.

Depuis *quinze ans*, il n'a éprouvé aucune apparence de récidive. Sa santé est parfaite aujourd'hui.

OBSERVATION IV. — *Eczema rubrum. — Traitement à l'hôpital Saint-Louis pendant près de trois mois. — Traitement par le composé d'iode et de calomel. — Guérison dans un mois.*

Le nommé Trillas, ouvrier chapelier, âgé de trente-cinq ans, a été atteint dans le courant du mois de mars

dernier d'une bronchite aiguë, à la suite de laquelle est
survenu un *eczema rubrum* sur les membres supérieurs
et inférieurs. Entré à l'hôpital Saint-Louis le 19 avril
1856, dans le service de M. Hardy, Trillas présentait
sur les bras et la face dorsale des mains, sur les cuisses
et sur les jambes de larges surfaces très-rouges, tuméfiées, avec suintement abondant de sérosité, chaleur
vive et démangeaison très-intense. Quelques vésicules
étaient apparentes, mais on voyait sur la plus grande
étendue des parties affectées les excoriations produites
par la rupture des vésicules. Trillas éprouvant encore
de la toux, on lui fit prendre de la tisane pectorale,
une potion calmante, avec application de cataplasmes
de fécule renouvelés jour et nuit. Dès que la toux eut
cessé, M. Hardy ordonna une tisane purgative composée de 8 grammes de séné et de 16 grammes de pensée sauvage pour un litre d'eau. Cette tisane, qui fut
prise tous les jours pendant environ deux mois, occa-
sionna d'abord de fortes coliques et un grand nombre
de selles répétées quelquefois jusqu'à vingt dans les
vingt-quatre heures. Plus tard, elle fut mieux tolérée,
et ne produisait plus que deux ou trois garde-robes par
jour. Indépendamment de cette tisane et des cataplasmes de fécule, le malade prenait tous les jours un
grand bain d'amidon. Sous l'influence de ses divers
moyens, continués pendant six semaines, il se manifesta peu d'amendement dans l'aspect de l'eczéma. La
rougeur, le suintement et la démangeaison persistaient.

Deux bains d'amidon par jour furent alors prescrits. Après quelques jours, on put constater une amélioration assez notable. La rougeur avait diminué, le suintement était à peine sensible, et la démangeaison s'était un peu apaisée ; mais Trillas éprouvait un grand affaiblissement, bien que son appétit se maintînt excellent. On diminua l'emploi des bains, et on observa de fréquentes recrudescences dans l'état de l'eczéma. Trillas, fatigué du traitement, sortit de l'hôpital le 5 juillet.

A quelques jours de là, je fis la rencontre de ce malade, que j'avais vu fréquemment à la clinique de M. Hardy. Il me dit que son eczéma reprenait chaque jour plus de gravité. Je lui parlai alors de mon traitement, qu'il consentit à suivre.

État actuel. — Je constate sur les bras et sur les cuisses de larges surfaces d'un rouge vif, luisantes et tuméfiées ; quelques-unes de ces surfaces étaient couvertes d'un suintement léger. Le malade y éprouvait une très-vive démangeaison qui le tourmentait principalement la nuit.

Traitement. — Dès les premières onctions faites avec notre pommade, il se manifesta un écoulement de sérosité qui se dessécha au contact de l'air sous forme de croûte lamelleuse d'un brun jaunâtre. La démangeaison cessa presque aussitôt. Après la chute de ces croûtes, le suintement avait disparu, la rougeur et le gonflement des tissus avaient considérablement diminué.

Trois mois ont suffi pour dissiper tous les symptômes de cet eczéma si tenace. Le topique ne produisant plus de poussée, la peau a repris entièrement son aspect naturel. Cette guérison a été constatée par M. Hardy, et ce qui a surtout frappé ce médecin distingué, c'est l'éclat et la souplesse de la peau, au lieu de la rudesse qui persiste ordinairement, même après la guérison.

Dans ce moment même, après dix ans, Trillas n'a éprouvé aucune récidive.

OBSERVATION V. *Psoriasis inveterata. — Divers traitements subis sans succès à l'hôpital Saint-Louis et ailleurs. — Traitement par le composé d'iode et de calomel. — Guérison.*

M. Dissaux (Pierre-Joseph), commis voyageur, né à Zutkerque (Pas-de-Calais), a été atteint d'un psoriasis à l'âge de vingt-sept ans. Cette affection se montra d'abord sous la forme de plusieurs petites plaques squameuses rouges, assez élevées au-dessus de la peau. Ces plaques s'agrandirent et ne tardèrent pas à envahir successivement le front, les oreilles et une grande partie des joues. D'autres de même nature, mais de forme et de dimensions diverses, se dessinèrent sur le tronc, et plus particulièrement dans le dos.

Plus tard, les membres inférieurs en furent couverts. Toutes faisaient éprouver au malade de vives démangeaisons, surtout après quelques excès de boisson.

La première apparition de ces plaques squameuses remonte à un voyage que Dissaux fit en hiver dans le nord de l'Allemagne, où il éprouva un grand froid et beaucoup de fatigue. Effrayé de la rapidité avec laquelle cette maladie progressait, il consulta un médecin de ce pays. La médication qu'on lui fit suivre n'ayant produit aucun amendement, il se décida à venir à Paris pour réclamer des soins plus efficaces.

Il entra, le 18 octobre 1837, à l'hôpital Saint-Louis, dans le service de M. Biett ; ce médecin lui fit prendre pendant un mois trois bains de vapeur par semaine. Les résultats de ce traitement furent presque nuls, les squames, il est vrai, tombaient plus facilement après chaque bain ; mais elles se reproduisaient toujours ausssitôt après. Les démangeaisons étaient insupportables.

Dans les premiers jours de décembre, M. Biett lui ordonna la solution de Fowler ; on commença par 4 gouttes que l'on porta jusqu'à 25, que le malade prit pendant quarante jours. Tant qu'on ne dépassa pas 15 à 20 gouttes par jour, la maladie resta stationnaire. Sous l'influence de doses plus fortes les plaques s'épaissirent, les squames se brisaient. Mais ensuite la maladie prit un tel développement, qu'il n'existait plus une seule place de son corps qui n'en fût atteinte ; il souffrait horriblement ; la peau était enflammée et couverte de crevasses qui laissaient échapper une grande quantité de sérosité purulente : en appuyant le doigt

sur le bras, le pus jaillissait en l'air. Des bains simples
de deux heures calmèrent bientôt cette cruelle inflammation et diminuèrent les démangeaisons, mais n'atté-
nuèrent nullement la gravité de la maladie. Pendant la
durée de ces bains, qui fut environ de deux mois, le
malade avait bon appétit ; il n'éprouvait aucune souffrance à l'intérieur.

Après ce temps, il fut mis au régime des bains sulfureux, des fumigations sulfureuses, on lui ordonna
pour boisson l'eau d'Enghien. Sous l'influence de ce
traitement, qui dura trois mois, la maladie se modifia
en partie, les plaques s'affaissaient, les squames se
reproduisaient moins épaisses.

Au mois de mai 1838, pendant l'absence de M. Biett,
Dissaux reprit la solution de Fowler, en commençant
par la dose de 10 gouttes, qu'on éleva progressivement
jusqu'à 25 gouttes.

Pendant deux mois il ne survint aucun changement
dans la maladie. M. Biett, à son retour, fit suspendre
la solution et essaya pour ce malade un régime excep-
tionnel. Il le mit à l'usage du vin, lui permit de manger
à volonté, et lui donna pour tisane une infusion de
houblon ; puis, dans le courant du mois d'août, il lui
prescrivit de nouveau la solution de Fowler, en commençant par la dose de 20 gouttes, qu'il augmenta jusqu'à 45, pendant deux mois. La maladie disparut comme
par enchantement pendant quinze jours. Mais alors
Dissaux fut pris de violentes coliques, de vomissements

bilieux, et resta malade plusieurs jours. Lorsque les souffrances intérieures cessèrent, il éprouva au pied de vives douleurs qui l'agitaient considérablement; il ne pouvait rester debout sans être toujours en mouvement. — Des bains simples prolongés calmèrent ces agitations. Enfin, un mieux se manifesta ; mais il avait encore quelques plaques sur l'abdomen et d'autres, très-épaisses, dans le dos. Malgré cette guérison imparfaite, Dissaux reprit sa place de commis voyageur dans la maison de Lyon qui l'avait déjà employé. Un long voyage, de grandes fatigues ramenèrent son ancien mal. Il fut obligé de revenir à Saint-Louis. Des plaques épaisses, squameuses, avaient reparu sur le cuir chevelu, le visage, dans le dos et sur les membres.

Entré de nouveau dans le service de M. Biett pendant le courant de septembre 1839, Dissaux fut soumis à l'action de la liqueur de Van-Swieten, qui, après quinze jours, détermina une salivation abondante. On supprima ce médicament; une pommade térébenthinée lui fut substituée ; il n'en obtint aucun résultat favorable. Son état restant à peu près stationnaire, Dissaux fut alors placé comme garçon au service des bains. Mais après un an, la maladie s'aggrava tellement qu'il fut obligé de cesser cet emploi. Des intérêts de famille l'ayant appelé dans son pays, il y resta quelques mois.

Enfin, le 5 juillet 1841, il rentra pour la troisième fois dans le service de M. Gibert, où il resta peu de temps. A cette époque un médecin étranger était venu expérimenter à Saint-Louis l'hydrothérapie sur les malades atteints d'affections cutanées. Dissaux fut désigné un des premiers pour suivre ce traitement. Après quelques jours, ce moyen perturbateur détermina une enflure considérable des pieds, des jambes et des mains. Ses souffrances étaient horribles ; la maladie ne faisait pas de progrès ; les squames se reproduisaient aussi vite qu'elles se détachaient, malgré l'action presque continue des bains et des sudations. Les souffrances que le malade éprouvait ne l'empêchèrent pas de suivre ce traitement pendant plus de *cinq mois.* M. Devergie, qui lui donnait alors ses soins, lui fit prendre des bains de vapeur, et employa la pommade de goudron ; la maladie se modifia : il ne restait plus que de légères plaques aux cuisses et sur les reins. M. Devergie déclara alors qu'il ne pouvait rien faire de plus, considérant ce psoriasis comme décidément incurable. Dissaux sortit de l'hôpital.

La maladie ayant reparu avec toute sa gravité, il se présenta à Saint-Louis quelques jours après sa sortie : mais cette fois on refusa de le recevoir, parce qu'on était de plus en plus persuadé que sa maladie était incurable. Désespéré de ce pronostic, le malade pensa à retourner dans son pays. Cependant, avant de quitter Paris, il se présenta chez quelques-unes de ses connaissances ; il s'aperçut partout que son affection inspirait un invincible dégoût, ce qui le jeta dans le plus profond désespoir. Passant un jour sur le pont Saint-

Michel, l'idée du suicide s'empara de son esprit; il allait y succomber, lorsque la vue de quelques agents de police suspendit sa détermination; et ne se sentant pas maître de lui-même, il se fit arrêter par ces mêmes agents comme vagabond. C'est à cette circonstance que je dois d'avoir rencontré Dissaux à la prison des Madelonnettes, où je remplis les fonctions de premier médecin adjoint.

Je vis en lui un homme jeune encore, d'une taille élevée; le développement de sa charpente osseuse annonçait une forte constitution, quoique l'état de souffrance où il était depuis plusieurs années l'eût considérablement amaigri. Son visage exprimait la plus profonde tristesse. Une grande partie du cuir chevelu était couverte de squames dures, épaisses, d'un blanc mat, principalement sur le devant de la tête. Le front et les joues étaient parsemés de plaques plus petites, les squames étaient plus minces. Des plaques blanches très-larges et de forme variable occupaient les cuisses, la partie antérieure des jambes; les coudes et les genoux en étaient entièrement couverts. Depuis la nuque jusqu'au sacrum, toute la partie postérieure du tronc était parsemée de plaques blanches, épaisses, assez grandes et de formes très-diverses; quelques-unes de même aspect se voyaient sur la poitrine. Il n'en existait pas sur l'abdomen. Enfin, d'autres plus dures et plus sèches, quoique plus petites, avaient leur siége sur la face dorsale des mains. L'appétit était presque nul, les digestions se faisaient péniblement ; il y avait évidemment un état de langueur dans les voies digestives. Le pouls, régulier, était faible ; insomnie ; démangeaisons parfois insupportables.

En présence d'une maladie aussi grave et aussi opiniâtre, je tentai l'emploi de notre médication.

Après huit mois de traitement, je parvins, par l'emploi méthodique du topique sur les parties affectées, à guérir ce psoriasis si rebelle. La santé de Dissaux était devenue excellente ; il avait repris un embonpoint notable et·retrouvé toute son énergie. Avant de quitter Paris, il vint me remercier, me promettant bien de revenir si une nouvelle récidive apparaissait. Depuis le 23 septembre 1843, je ne l'ai pas revu.

OBSERVATION VI. — *Psoriasis guttata et circinata (lepra vulgaris de* Willan). *— Herpès furfureux circiné* d'Alibert. *— Dartre furfuracée arrondie. — Divers traitements subis sans succès à Saint-Louis et ailleurs. — Traitement par la pommade au composé d'iode et de calomel. — Guérison.*

Deschaume (Henri), âgé de vingt et un ans, garçon coiffeur, est né à Romorantin (Loir-et-Cher), de parents sains. Ce jeune homme, d'un tempérament sanguin, a eu dans son enfance une pleurésie grave et la fièvre scarlatine. A l'âge de onze ans, quelques taches de psoriasis se montrent aux genoux, aux coudes et sur les parties externes et dorsales des mains. Ces taches, quoique disparaissant quelquefois, envahissent toujours d'autres parties à chaque apparition nouvelle.

À l'âge de treize ans, le psoriasis s'étant fixé définitivement sur les mains, Deschaume commence un traitement avec la pommade au goudron, qui fut employée pendant huit mois sans succès. Malgré la persistance de la maladie, Deschaume ne suit aucun traitement pendant deux années consécutives. Vers l'âge de seize ans, il essaye, mais inutilement, des pilules de fleur de soufre, une pommade soufrée, des bains simples. Longtemps après la cessation de ce dernier moyen, le psoriasis disparaît pendant trois mois ; puis le mal revient, et se propage avec une si grande intensité que Deschaume se décide enfin à entrer à l'hôpital Saint-Louis, le 7 août 1855, dans le service de M. Cazenave. Deschaume avait alors dix-huit ans environ ; ses mains et ses doigts étaient couverts d'épaisses plaques psoriasiques qui le mettaient dans l'impossibilité de se livrer à aucun travail manuel, ni même de couper son pain. Il existait aussi de larges plaques squameuses aux coudes et aux genoux. M. Cazenave prescrit la solution de Pearson, la pommade au goudron, puis l'huile de cade. Ces moyens n'amenèrent aucun résultat ; Deschaume, désesperé de voir son mal s'aggraver et se propager même sur la poitrine et sur le dos, sort de l'hôpital après cinq mois d'un traitement infructueux.

Le 18 janvier 1856, Deschaume entre de nouveau à l'hôpital Saint-Louis, salle Henri IV, n° 43, service

de M. Hardy, qui diagnostique un *psoriasis guttata*
et circiné généralisé. Ce médecin ordonne la solution
de Fowler. Mais dix jours après, Deschaume *montre
qu'il est atteint d'une blennorrhagie, le baume de copahu
lui est administré à la dose ordinaire, et pendant quelques semaines, le psoriasis s'amende notablement, puis le
mieux s'arrête* (1).

On revient à la préparation de Fowler, qui ne produit aucune amélioration. J'ai eu occasion d'observer
ce malade dans le service de M. Hardy, vers la fin
d'avril. A ce moment, on commençait l'emploi de la
pommade au proto-iodure de mercure, et, après six
semaines, je pus constater que cette pommade n'avait
amené aucun changement notable dans la maladie.
Enfin, des bains de vapeur, pris alternativement avec
des bains d'amidon, n'empêchent pas le psoriasis de
s'aggraver et même de s'étendre. D..., plus désespéré
que jamais de voir sa maladie résister si opiniâtrément
à toute médication, sort de l'hôpital le 26 juin.

Il vient me consulter, et, sur ma demande, M. Nélaton veut bien le recevoir dans son service, où je traitais
déjà d'autres sujets atteints de maladies cutanées, que
cet éminent professeur avait confiés à mes soins.

État actuel. — D... présente sur les mains et sur
les doigts, aux coudes et aux genoux, de larges plaques
squameuses, épaisses, dures, sèches, d'un blanc mat et

(1) Thèse de M. le docteur Dupuy, *Traitement du psoriasis
par le baume de copahu*, première observation, p. 8.

de forme-variable, tandis que sur les membres supérieurs, la poitrine, le dos et même l'abdomen, il se voit des taches rouge orange couvertes de squames blanches et parsemées çà et là sous forme *guttata*, et, de plus, se dessinent d'autres plaques, de même couleur, larges de 2 à 3 centimètres. Celles-ci représentent des segments de cercles très-nombreux qui, en se confondant entre eux, donnent lieu à des dessins très-bizarres. L'état général de la santé est excellent.

D... est soumis à l'application de la pommade dès le 9 juillet : d'abord les mains, les avant-bras, les bras sont attaqués successivement ; on laisse les parties onctionnées à l'air libre, tant que dure la réaction, et lorsque tous les phénomènes de *la poussée* ont cessé, on recommence une nouvelle série d'applications.

Après six semaines de l'emploi méthodique de la pommade, on peut constater sur les mains et sur les membres supérieurs une amélioration très-notable. La flexion des doigts devient facile, les plaques sont moins saillantes, d'un rouge moins foncé, et les squames sont moins épaisses. Puis les plaques circinées du dos et de la poitrine étant traitées de la même manière, on les voit bientôt diminuer d'épaisseur et d'étendue, et les plaques disparaître en partie.

Le 15 octobre, l'amélioration marchait rapidement, lorsque D..., obligé de se rendre auprès de sa mère gravement malade, sort de l'hôpital des Cliniques. Il cesse tout traitement pendant environ trois mois. Après ce temps, de retour à Paris, D..., satisfait de l'amélioration qui s'était maintenue aux mains, se place en qualité de garçon coiffeur et reprend en même temps son traitement. Mais, éprouvant des difficultés à se soigner dans cette nouvelle condition, D... se décide à entrer à l'hôpital de la Charité, le 20 août 1857, dans le service de M. C. Bernard, où je donnais des soins à d'autres malades.

Les onctions, reprises avec régularité, n'ont point tardé à déterminer des modifications satisfaisantes sur ce psoriasis si rebelle ; chaque jour on peut constater une diminution dans l'étendue, l'épaisseur et la coloration des plaques squameuses, *guttata* et circinées ; et, lorsque les plaques ont disparu, la peau reprend son aspect naturel et sa souplesse.

Le 21 décembre, D... sort de la Charité dans un état de guérison très-avancé. On n'aperçoit plus que quelques petites taches peu colorées aux genoux et sur les mains. Les plaques circinées du dos, de la poitrine et des membres supérieurs sont complétement guéries.

Le 16 janvier 1858, j'ai montré D... à M. Hardy, à la consultation de l'hôpital Saint-Louis, et ce médecin a constaté l'heureux résultat du traitement.

D... quitte Paris, et, le 26 avril 1858, je reçois de Blois une lettre de lui, dans laquelle il me témoigne toute sa reconnaissance, et termine en ces termes :

« Je dois vous dire aussi, monsieur, qu'à ma satisfaction et à votre gloire (*sic*) mon psoriasis est complétement anéanti. »

A cette occasion, je rappellerai que M. le docteur Dupuy, ancien interne de M. Hardy, s'était un peu trop hâté de juger le résultat de notre traitement, lorsque dans sa thèse inaugurale (14 février 1857) il cite le cas de Deschaume, et qu'il s'exprime ainsi : « *Le malade sort le 26 juin 1856, il se met entre les mains de M. Rochard, et, selon toute apparence, sans succès. Le psoriasis présentait d'ailleurs une des formes les plus graves qui se puissent voir.* »

Nous ajoutons que M. Dupuy a été témoin de la guérison pendant son internat à la Charité.

Observation VII. — *Pityriasis de la face.*

Dans le courant de l'année 1850, M. T..., propriétaire, âgé de quarante-cinq ans, d'un tempérament sanguin lymphatique, vit apparaître au milieu de la joue gauche de petits points papuleux qui se couvraient promptement de squames adhérentes, très-fines, ressemblant à de la farine ; cette desquamation furfuracée s'étendait chaque jour sans démangeaison ni rougeur.

En 1854, M. T... consulte M. le docteur Gibert, qui ne lui ordonne que des bains sulfureux. Ce moyen ne produit aucun effet.

En 1855, d'après les conseils du docteur Costa, M. T... prend chaque jour, pendant quelque temps,

une cuillerée de solution de sublimé, et il fait avec le
même médicament des lotions sur les parties malades.
Une amélioration se manifeste bientôt, et pour hâter la
cure le docteur Costa envoie le malade aux eaux d'Aix,
en Savoie, où une saison de vingt et un jours suffit pour
faire disparaître ce pityriasis si rebelle.

Mais deux mois après la joue se couvre de nouveau
de squames blanches et fines.

Ceci se passait en 1856 ; pendant le cours de cette
rechute survient chez M. T.... un engorgement au tes-
ticule gauche. A ce sujet c'est M. Jobert (de Lamballe)
qui est consulté. L'éminent professeur juge cet engorgement de nature syphilitique et prescrit en conséquence
des bains cinabrés ; ceux-ci réussirent à faire disparaître complétement l'engorgement dans l'espace de
deux mois. M. Jobert, croyant alors que le pityriasis
dont M. T.... était atteint depuis si longtemps pouvait
se rattacher au principe syphilitique, lui conseille de
continuer encore quelque temps les bains cinabrés.
Mais ces bains ne produisirent pas les mêmes effets
pour le pityriasis, lequel, fixé depuis six ans sur la
joue gauche, envahit la joue droite avec propension à
se porter sur les parties voisines.

En 1857, M. T...., entendant parler de notre méthode
de traitement, se décide à nous consulter en mars 1858.
Alors les deux joues, les oreilles, les lèvres et le menton sont complétement couverts de petites squames
blanches, très-fines, peu adhérentes. M. T.... n'éprouve

que peu de démangeaison, et la santé générale est
excellente.

Les onctions faites avec méthode et persévérance,
M. T... a bientôt la satisfaction de voir disparaître entièrement la maladie après quelques mois de traitement.

Huit ans se sont écoulés depuis lors, et M. T.... n'a
éprouvé aucune récidive.

OBSERVATION VIII. — *Pityriasis versicolor.*

Mademoiselle Camille M..., âgée de vingt-sept ans,
née à Paris, de parents sains, est d'une belle constitution, bien qu'elle ait eu dans son enfance quelques engorgements lymphatiques. A l'époque de la puberté
elle a été atteinte d'un goître peu prononcé qui a disparu sous l'influence de préparations iodurées.

Mademoiselle M... éprouva à l'âge de vingt-deux ans
des chagrins domestiques qui occasionnèrent d'abord
des troubles dans les voies digestives, et ensuite on vit
apparaître sur le visage des taches d'un jaune safrané.
Ces taches, d'une coloration uniforme, généralement
petites, disséminées, occupaient le front et les joues.
La variété de leur forme donnait au visage un aspect
bizarre.

D'autres taches se montrèrent successivement sur le
cou, la poitrine et les bras; elles étaient plus larges,
plus proéminentes que celles du visage. Quant à leur
coloration, elle était tantôt brune, tantôt jaunâtre plus

ou moins claire; enfin ces taches étaient accompagnées de prurit et d'une desquamation furfuracée. La santé de mademoiselle M... était, du reste, parfaite.

La médication antérieurement employée n'avait consisté qu'en application d'une pommade au goudron et en bains sulfureux. Sous l'influence de ces bains surtout, pris en grand nombre, les taches disparurent plusieurs fois, mais elles ne tardèrent pas à reparaître dès que mademoiselle M... en avait cessé l'usage.

Cette alternative de guérison et de rechute semblait devoir se prolonger indéfiniment, lorsque j'eus occasion d'être consulté par mademoiselle M...

Après examen, mon premier soin fut de prescrire la pommade au composé d'iode et de calomel.

Les premières onctions, appliquées le 5 mai 1854, produisirent sur les parties maculées d'abord une vive excitation, puis une coloration plus foncée de l'épiderme, et enfin une desquamation furfuracée abondante.

Après la chute de ces petites pellicules épidermiques, les taches pityriasiques prirent une teinte de plus en plus claire.

Neuf séries de trois onctions appliquées à intervalles convenables eurent pour résultat de faire diminuer, puis disparaître graduellement, soit la coloration, soit l'étendue et le nombre des taches pityriasiques. La peau reprit alors son aspect naturel, et il y eut guérison définitive.

Depuis douze ans mademoiselle M.... n'a point éprouvé de récidive.

OBSERVATION IX. — *Lichen simple.*

M. Jules B..., âgé de vingt-deux ans, étudiant en droit, né à Niort, département des Deux-Sèvres, est d'un tempérament lymphatico-nerveux très-prononcé. En 1852, il voit apparaître de petites papules sur le cou et les avant-bras, lesquelles étaient accompagnées de vives démangeaisons. Ces papules deviennent chaque année plus nombreuses et envahissent successivement le visage, le tronc et les membres supérieurs. On employa vainement les moyens les plus usités et les plus énergiques, tels que pommade au goudron, bains de Baréges pendant deux saisons, des préparations cantharidées et arsenicales. C'est alors que le médecin de M. Jules se décida à le traiter par notre méthode. N'obtenant cependant que peu de changement, il engagea son malade à venir nous consulter.

Le 24 avril 1857, nous constatons sur la face et en particulier sur les joues, le front, les paupières, des papules disposées en groupes et formant des plaques rugueuses, d'un jaune brun, avec légère desquamation furfuracée, et de plus on voit sur le cou, le tronc et les membres, ces mêmes groupes de papules formant des plaques variables de forme et d'étendue. Remarquez que ces plaques offrent des teintes différentes suivant le degré d'ancienneté des papules. M. Jules n'éprouve que peu de démangeaison, la peau est sèche et rude. La santé générale est bonne et l'appétit excellent.

Sous l'influence des onctions faites avec méthode sur tous ces points divers, nous avons observé les phénomènes suivants : les papules les plus récentes deviennent rouges, s'enflamment et donnent lieu à une légère exsudation séreuse qui se dessèche bientôt sous forme de croûtes. Après la chute de ces croûtes, les plaques sont visiblement affaissées. Les plus anciennes se tuméfient sans changer de couleur, et à la place de l'exsudation séreuse on voit une desquamation d'abord très-abondante, puis de plus en plus légère, laquelle enfin cesse complétement après la disparition des papules ; la peau reprend alors son aspect naturel et toute sa souplesse.

Depuis le 20 novembre 1857, M. B... n'a pas eu de récidive.

OBSERVATION X. — *Lichen chronique rebelle de la face.*

Mademoiselle L...., couturière, âgée de vingt-sept ans, d'un tempérament lymphatique nerveux, a eu dans son enfance une rougeole légère. Placée très-jeune en apprentissage dans le commerce de nouveautés, elle eut à supporter beaucoup de fatigues et à souffrir d'une nourriture insuffisante. Elle se développa néanmoins sans éprouver de maladie, mais conservant toujours une santé délicate. Vers l'âge de vingt-deux ans, dès pertes fréquentes affaiblirent considérablement sa constitution, et ce fut un an après que, sous l'influence de l'altération de sa santé, apparut la maladie herpétique. En 1851, vers le mois de mai, mademoiselle L...., s'aperçut qu'elle avait sur le front et les joues de petites lamelles blanchâtres qui tombaient assez facilement, puis des papules agglomérées, les unes blanches, les autres rouges, accompagnées d'un prurit constant fort incommode. Voyant la maladie persister et s'aggraver, mademoiselle L..... consulta M. le docteur Tenain, qui lui ordonna de fréquentes purgations avec l'huile de ricin, du sirop dépuratif et une pommade de goudron. Ce traitement, suivi avec persévérance pendant quatre mois, contribua beaucoup à affaiblir la malade, et n'apporta aucune modification favorable dans l'affection locale, qui prit au contraire un caractère plus grave en s'étendant davantage et avec plus de rougeur. Après ce premier essai, mademoiselle L.... demanda des conseils à M. le docteur Caffe, qui prescrivit des lotions et des bains artificiels de Baréges, une pommade soufrée, un régime doux. Au bout de deux mois de l'emploi de ces moyens, il survint une excitation cutanée qui augmenta promptement le volume des papules, lesquelles, pour la première fois, devinrent confluentes et laissèrent, principalement sur les joues, de légères croûtes.

Mademoiselle L...., effrayée de voir le mal prendre cet aspect, s'adressa à M. le docteur Laborie, qui changea de modificateur et prescrivit l'iodure de potassium dans la tisane de saponaire, des lotions iodurées, puis de grands bains simples, un régime doux. Après l'usage de ces préparations iodées employées méthodiquement pendant quatre mois, mademoiselle L.... vit apparaître un amendement notable dans son état; les croûtes avaient entièrement disparu, les papules, moins nombreuses, avaient perdu de leur rougeur, et le prurit était moins intense. Cette amélioration se soutint tout le temps que mademoiselle L.... put garder le repos; mais obligée de reprendre ses travaux dans un magasin de commerce, la maladie reparut avec une nouvelle intensité. Papules nombreuses, rougeur, prurit insupportable.

C'est alors que mademoiselle L.... consulta M. le docteur Cazenave, qui lui prescrivit un traitement qui consistait, d'après ses souvenirs, en lotions avec une eau rouge, en grands bains simples, en potions à prendre par cuillerées à bouche. Après six semaines de l'usage de ces moyens, mademoiselle L.... n'éprouva aucun changement appréciable dans l'état de son visage. Désespérée alors de voir un mal aussi opiniâtre, elle eut recours à la médecine homœopathique, qui échoua complétement contre ce lichen.

Mademoiselle L..., quoique inquiète de l'avenir et lassée de ses différentes tentatives, ne suivait plus depuis longtemps aucun traitement, lorsqu'une personne, témoin de la cure d'une couperose ancienne que j'avais faite, l'engagea à venir me consulter. Nous étions alors au mois d'octobre 1853.

État actuel. — Mademoiselle L.... est d'une taille moyenne, très-amaigrie. Elle présente sur le milieu de la joue droite une plaque de croûtes brunes assez dures, s'étendant d'une manière irrégulière vers le nez, au-dessous de l'orbite. Autour de cette plaque croûteuse on remarque des papules plus ou moins enflammées. La malade ressent un prurit intense principalement la nuit. Sur la partie de la joue où cessent d'apparaître les papules en forme d'aspérités dures, la peau prend une teinte de gris sale et un aspect terreux. Sur la joue gauche le lichen a moins d'étendue et se traduit par quelques papules confluentes, les unes rouges, et d'autres de la même couleur que la peau faisant seulement saillie à sa surface. On remarque sur le front, entre les deux sourcils, ces mêmes variétés de papules. Aux angles externes des paupières existent des plaques rouges assez étendues, sur lesquelles se manifestent quelques papules peu apparentes accompagnées d'un prurit intense.

Mademoiselle L.... est mal réglée ; elle éprouve souvent des pertes qui la maintiennent dans un état de faiblesse. Le ventre est ballonné, dur, sensible. Constipation opiniâtre ; peu d'appétit.

Après trois mois de l'emploi du traitement local, toutes les parties affectées furent complétement guéries. La peau avait repris son aspect naturel. J'ordonnai de

9.

plus dès pilules administrées à l'intérieur, d'une à trois
par jour, et continuées pendant tout le temps du traitement en alternant avec un sirop dépuratif approprié à
l'action du médicament ; et grâce à un régime fortifiant
auquel je soumis mademoiselle L...., elle a retrouvé
une santé parfaite. Les pertes ont cessé, les règles se
sont rétablies convenablement ; le volume du ventre a
diminué en reprenant sa souplesse, et la digestion,
devenue meilleure, amena une réparation très-satisfai-
sante et très-prompte dans sa constitution. Ce résultat
est très-remarquable, parce que depuis onze ans que
la guérison du lichen est obtenue, mademoiselle L....,
malgré les fatigues incessantes de son travail de couturière, non-seulement n'a pas eu de récidive, mais continue à jouir d'une bonne santé.

OBSERVATION XI. — *Prurigo.*

M. A..., âgé de trente-deux ans, clerc d'avoué,
d'une forte constitution, était tourmenté depuis trois
ans par de vives démangeaisons qu'il éprouvait principalement aux cuisses et aux jambes ; des bains alcalins et sulfureux, des pommades à l'huile de cade et au
goudron, ne produisirent que des soulagements momen-
tanés.

Consulté par M. A..., le 22 avril 1855, je constatai
sur les cuisses et les jambes un grand nombre de papules larges, peu saillantes, ayant la même teinte que la

peau saine. Quelques-unes de ces papules étaient couvertes d'une petite croûte noirâtre, et l'on observait des sillons, indice du grattage auquel le malade ne pouvait s'empêcher de se livrer à cause de la violence de la démangeaison. Quant à la coloration des petites croûtes sanguines, elle présentait des nuances variées suivant leur ancienneté, et de plus, autour de quelques papules, on remarquait une desquamation légère de l'épiderme.

Les premières onctions du topique produisirent chez le malade une très-vive excitation, laquelle eut pour résultat d'apaiser la démangeaison naguère insupportable. Les papules larges que nous avons signalées devinrent d'abord plus saillantes, puis s'affaissèrent. Quant aux petites croûtes noirâtres qui couvraient les papules, elles se détachèrent facilement, et l'on vit à leur place se former une légère desquamation.

Après six séries d'onctions faites sans interruption, M. A... a vu s'effacer progressivement toutes les papules, et la peau reprendre son aspect normal. La démangeaison, qui avait beaucoup diminué pendant le traitement, ne disparut définitivement qu'après qu'on eut continué les onctions encore quelque temps.

Onze ans se sont passés depuis lors, et M. A.... n'a point éprouvé de récidive.

OBSERVATION XII. — *Prurigo pudendi muliebris.*

Madame Gav..., âgée de cinquante-quatre ans, tempérament lymphatico-nerveux, éprouvait depuis six ans, époque de sa ménopause, une démangeaison intolérable à la partie supérieure et interne des cuisses et à la vulve.

Des pommades au calomel, à la glycérine, des cautérisations à l'azotate d'argent, des bains sulfureux et alcalins furent inutilement employés pour guérir cette maladie.

Consulté par madame G...., le 25 juin 1857, je constatai à la partie interne et supérieure des cuisses et sur la vulve de larges papules peu saillantes, ayant la même coloration que la peau, et offrant au toucher une dureté notable. La membrane muqueuse du vagin était d'un rouge foncé ; quelques papules se trouvaient excoriées, comme c'est le cas le plus ordinaire, par l'action des ongles. Le prurit était continuel, avec exaspération surtout le soir ; la malade ne pouvait dormir qu'après s'être livrée à des manœuvres de grattage qui amenaient un apaisement du prurit dès que quelques gouttes de sang avaient apparu.

Des applications souvent répétées de la pommade déterminèrent bientôt de très-vives excitations, à la suite desquelles la malade éprouva une diminution très-notable de la démangeaison : dès ce moment elle cessa de se gratter avec fureur ; les papules, devenues plus saillantes , laissèrent échapper une sérosité qui se concréta en croûtes minces et jaunâtres ; après la chute de ces croûtes les papules s'affaissèrent et disparurent complétement.

Après trois mois de traitement les parties affectées avaient repris leur aspect naturel, la peau n'était plus épaisse et n'offrait plus de papules ni de dureté, seulement la démangeaison persistait, et ne cessa définitivement qu'après quelques mois encore de l'emploi du médicament. — Point de récidive.

OBSERVATION XIII. — *Sycosis pustuleux.* — *Divers traitements employés sans succès par les médecins de Saint-Louis ; épilation pendant cinq ans.* — *Guérison par la pommade au composé d'iode et de calomel.*

M. B..., âgé de trente-trois ans , commis de magasin, est d'un tempérament lymphatique ; il a eu dès son enfance des gourmes aux oreilles et au nez, et n'a jamais fait de maladie grave.

En 1852 , quelque temps après s'être fait raser chez un coiffeur, M. B... vit apparaître dans les régions des favoris , lesquels étaient fort épais, un grand nombre de petits boutons rouges à sommet purulent ; sous l'influence de cette éruption, non accompagnée de démangeaison, il y eut gonflement des glandes parotidiennes et sous-maxillaires.

Dans cet état, un pharmacien conseille des frictions avec l'onguent citrin.

M. Ricord, consulté plus tard, prescrit à M. B... de la tisane amère, des purgatifs, des cataplasmes de fécule et des bains sulfureux.

Ce traitement n'ayant produit aucun effet, M. B... va consulter M. Hardy, qui lui prescrit une tisane de pensée sauvage et de séné, des bains de vapeur, des cataplasmes de fécule sur les régions malades ; puis lui ordonne de boire du lait et de s'abstenir de vin. M. Hardy, qui commençait alors à se servir de l'épilation dans le traitement du sycosis, y eut recours dans ce cas : le mal s'améliore, mais bientôt il reparaît.

Le malade cesse ce traitement infructueux et s'adresse à M. Cazenave, qui lui ordonne des bains de vapeur, une pommade au goudron, l'huile de cade, des bains de Baréges. Cette fois, le sycosis, loin de s'améliorer, prend, au contraire, un plus grand développement.

M. Devergie est alors consulté, et le traitement conseillé est suivi sans succès.

Enfin on a recours aux lumières de M. Bazin, qui, pendant six mois, soumet M. B... à des épilations successives, faites avec beaucoup de soin ; en même temps on emploie des lotions d'eau ammoniacale, des lotions de sublimé, et le soir de la pommade au turbith minéral.

Ce traitement amena une amélioration évidente, à ce point qu'on a cru M. B... entièrement guéri.

Cette guérison fut de courte durée, et alors on lui conseilla de pratiquer l'épilation chaque fois qu'il reparaîtrait un bouton.

Cette épilation donc durait depuis plus de cinq ans, lorsque j'eus occasion de donner mes soins à ce malade.

Voici dans quel état je le trouvai : teint pâle, visage amaigri, constitution faible, languissant sans être malade. Il existait sur la joue droite seulement, vers l'angle de la mâchoire, une agglomération de petites pustules rouges, dures, quelques-unes à pointe blanche, d'autres disséminées sur le menton et à la racine des cheveux, sous les tempes. Ces pustules étaient accompagnées plutôt d'un fourmillement que d'un vrai prurit. On voyait sur les régions qui avaient été le plus souvent épilées des surfaces dénudées de poils. Dans la crainte d'irriter les pustules, M. B... évitait l'usage du rasoir; il se coupait la barbe avec des ciseaux.

Des séries d'onctions avec la pommade, appliquées avec méthode et persévérance pendant sept mois, amenèrent la résolution définitive de cette éruption sycosique jusqu'alors si rebelle ; et les tissus de la joue profondément modifiés ont permis aux poils de la barbe de pousser avec l'éclat brillant qui caractérise leur état normal.

Le traitement interne a consisté en tisane amère; pilules ferrugineuses de Vallet; régime tonique; exercice en plein air.

Depuis sept ans, M. B... est parfaitement guéri de son sycosis ; sa santé est excellente, et sa barbe est devenue épaisse et noire comme avant qu'il fût malade.

OBSERVATION XIV (1). — *Sycosis tuberculeux.* — *Tubercules avec pustules nombreuses :* — *Alopécie passagère, principalement sur les points les plus tuberculeux,* — *Guérison sans épilation.*

Le 23 janvier 1858, le nommé Thirouin (René), âgé de quarante-huit ans, exerçant la profession de maçon, entra dans mon service à l'hôpital de Beaujon : cet homme, d'un tempérament nervoso-sanguin, est d'une constitution robuste ; ses parents sont morts dans un âge avancé sans avoir eu de maladie de la peau ; il n'a eu lui-même aucune maladie semblable à celle dont il est actuellement atteint, et n'a pas eu de rapports avec des personnes affectées de dartres ou de syphilis. Il habite une maison saine ; il se nourrit assez bien ; mais, par sa profession, il est exposé à la poussière et aux intempéries de l'atmosphère.

Le malade raconte qu'un mois avant son entrée à l'hôpital, son barbier lui fit, en le rasant, une légère coupure au-dessous de la lèvre inférieure. Deux ou trois jours après, il s'aperçut qu'autour de l'endroit coupé

(1) Cette observation a été publiée par M. Robert, chirurgien de l'hôpital Beaujon, dans le numéro du 25 mai 1858 du *Moniteur des hôpitaux.*

poussaient de petits boutons rouges qui se sont étendus peu à peu à tout le menton et au côté gauche de la lèvre supérieure ; le côté droit n'en présentait aucune trace. Toutes les parties malades, qui se couvrirent de croûtes jaunâtres, épaisses, adhérentes, étaient le siége de rougeur, de chaleur et de démangeaison.

Le malade se contenta, pendant qu'il était chez lui, d'appliquer des cataplasmes de fécule, jusqu'au 24 janvier, où il fut admis à l'hôpital.

État actuel.— Toute la peau du menton est rouge, épaisse et indurée ; le malade y éprouve un sentiment de tension et de chaleur ; des pustules à base rouge, plus ou moins indurée, suppurent à leur extrémité ; quelques-unes sont visiblement traversées par un poil à leur partie centrale.

La matière qui s'échappe de ces pustules est jaune verdâtre, adhère fortement à la peau sous forme de croûtes ; lorsqu'on les fait tomber au moyen de cataplasmes, les parties sous-jacentes paraissent rouges, mamelonnées. Avec les pustules se trouvent des tubercules d'un volume variable qui déforment la régularité du menton ; quelquefois ces tubercules s'enflamment, et sont alors très-douloureux. Sur les parties érythémateuses qui circonscrivent irrégulièrement les surfaces malades, se remarquent des pellicules blanches, grisâtres, adhérentes. Le côté droit de la lèvre supérieure présente également le même aspect : disque érythémateux, pustules, tubercules, épaississement de la peau.

Les poils s'enlèvent facilement avec la pince et même avec les doigts, principalement au milieu du menton et sur la lèvre supérieure ; le malade en ressent à peine de la douleur.

Quelques petites pustules et quelques tubercules isolés existent sur les côtés des joues et sur le cou. Sur les parties qui me parurent plus malades, j'enlevai des poils et de la matière excrétée qui furent examinés au microscope par mon jeune collègue M. Gubler, fort expert dans ce genre d'observations. M. Gubler ne trouva pas de traces de trichophyton ; il renouvela huit jours après ses recherches sans plus de succès.

Dans l'intervalle des deux examens, des cataplasmes de fécule furent constamment appliqués sur le sycosis, et ne produisirent que de légères modifications ; les croûtes disparurent presque entièrement ; la rougeur et la démangeaison devinrent moins vives ; les pustules s'affaissèrent un peu ; mais les tubercules persistèrent, la peau resta très-épaisse, indurée, et l'arrachement des poils facile ; les parties érythémateuses étaient recouvertes de pellicules blanches, grisâtres, adhérentes ; c'est ce que les dermatologues appellent la période ou état pityriasique de la mentagre.

C'est dans ces conditions que je confiai ce malade aux soins de M. le docteur Rochard, dont je suivis chaque jour le traitement.

Le 1er février, il commença une première série

d'onctions avec la pommade au composé d'iode et de calomel, en procédant de la manière suivante :

Après avoir coupé la barbe le plus ras possible avec des ciseaux, une couche légère de pommade fut appliquée sur toutes les parties affectées et laissée jusqu'au lendemain, la peau du visage n'ayant point été essuyée ; une pareille onction est répétée le lendemain et le surlendemain. Ces onctions produisent une cuisson très-vive, de la tuméfaction et de la rougeur, puis une excrétion de matière jaune verdâtre qui commencé la *poussée*, selon l'expression de M. Rochard. Le malade éprouve un sentiment de tension douloureuse à la peau. La troisième onction détermine moins de douleur que la première, mais la poussée est très-abondante et produit des croûtes épaisses, dures, adhérentes ; quelques fissures se remarquent aux commissures des lèvres.

Repos de quatre jours.

Après ce temps, les croûtes les plus sèches se détachent peu à peu ; le 7 février, l'application d'un cataplasme les fait tomber complétement, et la peau apparaît avec une teinte rouge violacée. On voit des poils adhérents à ces croûtes.

8 février. — Deuxième série de trois onctions pratiquées de la même manière que les précédentes.

Ces nouvelles onctions sont encore suivies de cuissons ; les parties se couvrent de croûtes un peu moins épaisses et d'une coloration jaune verdâtre moins foncée. Cette poussée, produite presque sans douleur,

amène une amélioration sensible : la peau est moins
indurée, plus souple ; les pustules sont en voie de résolution, ainsi que les tubercules. On remarque sur les
points les plus tuberculeux de la lèvre supérieure, et
principalement au menton, des places où les poils sont
complétement tombés ; ils ont été expulsés au moment
de la poussée ; on peut encore arracher quelques poils
assez facilement ; mais le malade ressent un peu plus
de douleur pendant l'avulsion.

Repos de quatre jours.

15 février. Troisième série. — Trois onctions.

Les cuissons sont moins vives, moins prolongées, la
matière excrétée est d'un jaune clair : les croûtes sont
plus minces, moins dures et leur chute est plus facile.
Amendement général dans l'aspect des parties onctionnées ; les pustules ont presque entièrement disparu ;
l'érythème est moins apparent, plus limité. Alopécie
sur plusieurs points ; quelques poils tombent encore
avec les croûtes ; on remarque de la rougeur et quelques indurations, principalement au menton.

Repos de quatre jours.

22 février. Quatrième série. — Trois onctions.

La poussée est peu abondante, peu douloureuse ; la
matière, d'un jaune très-clair, forme des croûtes minces, friables, qui se détachent très-promptement.

28 février. — Le malade quitte l'hôpital dans l'état
suivant :

Il n'y a plus d'apparence de pustules ni de tubercules ; la peau est encore un peu rouge et présente sur le milieu du menton quelques indurations ; les poils, qui auparavant se laissaient arracher presque sans douleur, ne peuvent plus être enlevés sans que le malade éprouve une sensation douloureuse.

Une grande partie des poils qui étaient tombés à la suite des premières onctions ont repoussé, et sont solidement implantés. Les tissus du menton et de la lèvre supérieure ont repris leur souplesse, et le malade éprouve un grand soulagement par l'absence de toute démangeaison.

Le 10 avril, Thirouin vient me faire constater sa guérison. Depuis six semaines qu'il est sorti de l'hôpital, il a constamment travaillé, exposé au vent froid, sec et irritant du mois de mars, et à la poussière des bâtiments. Pendant ce temps il a pu faire encore, d'après les conseils de M. Rochard, trois séries d'onctions qui ont amené la disparition définitive de tous les phénomènes morbides qui caractérisaient le sycosis.

Lors de la dernière série, faite il y a dix jours, la poussée a été complétement nulle ; aucune matière ne s'est produite après l'application de la pommade. On ne trouve plus de trace de pustules ni de tubercules, la rougeur de la peau a complétement disparu, et le tissu cutané a repris sa souplesse et son aspect naturel ; les parties qui avaient été dégarnies de poils au moment des premières poussées en sont actuellement recouvertes ; ces poils ont repoussé avec une telle vigueur, qu'il

est impossible de tenter d'en arracher *un seul*, même
sur les parties, primitivement les plus affectées, sans
déterminer une très-vive douleur. En outre, le nommé
Thirouin supporte maintenant l'action du rasoir, qui
auparavant était très-douloureuse et qui augmentait
rapidement l'éruption. La guérison, en un mot, est
complète et paraît solide.

OBSERVATION XV. — *Acné sébacée fluente.*

Madame de C..., âgée de quarante ans, d'un tempérament très-lymphatique, a été affectée dans son
enfance de gourmes abondantes sur les joues, d'engorgements des glandes cervicales. Réglée à l'âge de douze
ans, elle devint chlorotique à quinze; on la traita alors
par les ferrugineux et les bains froids. Puis, pour combattre des engorgements axillaires qui se renouvelaient
fréquemment avec de vives démangeaisons, et qui se
terminaient par suppuration, on employa l'iodure de
potassium, les purgatifs et les bains de Baréges.
Madame de C... fut mariée à l'âge de vingt ans; elle
eut une grossesse qui sembla améliorer sa santé, ses
couches furent heureuses; mais, quelque temps après,
il survint une hypertrophie considérable du col de
l'utérus qui se dissipa très-lentement à la suite de cautérisations répétées et d'un repos prolongé.
— Il y a quatre ans environ, en sortant du bal,
madame de C... saisie par du froid à la tête, éprouva

des douleurs céphalalgiques assez vives qui durèrent quelques semaines. Puis, dès que ses douleurs eurent cessé, madame de C... s'aperçut que son teint devenait terne, que la peau du visage était plus épaisse et qu'elle se couvrait, surtout le matin, d'une matière grasse. Cette matière prenait quelquefois une teinte noire. Malgré les soins hygiéniques, l'usage des lotions ammoniacales, du tannin et des douches froides et l'emploi des cosmétiques les plus vantés, la maladie continuait à persister.

Une personne que nous avions guérie d'une coupe-rose rebelle engagea madame de C... à nous consulter.

État actuel. — Madame de C... a l'apparence d'une bonne santé, son teint est terne, la peau du visage est épaisse, grasse ; les joues, le nez, les lèvres sont tuméfiés ; on aperçoit très-nettement sur ces parties les orifices entr'ouverts des conduits excréteurs sébacés, d'où s'écoule constamment une matière huileuse. Cette hypersécrétion fluente est plus abondante le matin, et lorsque madame de C... se trouve dans un endroit chaud, au spectacle, au bal.

La peau du front est aussi très-épaisse, mais elle est sèche et dure ; sa coloration est brune, les mouvements qui se font sur cette partie sont pénibles et parfois douloureux.

Après cinq séries de trois jours consécutifs de l'application du topique, aucun suintement sébacé n'apparaît, la peau du visage reprend son aspect normal et celle du front toute sa souplesse et sa coloration naturelle.

Le traitement interne a consisté principalement dans l'administration des pilules, à la dose de trois ou quatre par jour, et à des bains salés aromatiques. Guérison depuis cinq ans.

OBSERVATION XVI. — *Acné sébacée concrète.*

M. de P..., âgé de vingt-huit ans, d'un tempérament lymphatique, a eu dans son enfance des engorgements glandulaires au cou, qui se dissipèrent sous l'influence de l'huile de foie de morue à haute dose et les bains de mer. En 1848, sur les ailes du nez, il vit apparaître quelques petites squames adhérentes, blanchâtres, peu épaisses. M. de P... les arrachait, et une fois enlevées, elles restaient quelque temps sans se reformer. Le teint était naturel, cependant il remarquait que la face, et particulièrement le nez, devenaient rouges par l'action du froid.

Au printemps de 1854, la maladie fit des progrès sensibles ; à la fin de l'été, la peau du visage, indépendamment de petites écailles, se couvrit d'une matière grasse qui, en se desséchant, formait de véritables croûtes brunâtres. M. de P... employait une pommade de concombre pour les faire tomber. Comme elles se renouvelaient, et qu'il les arrachait sans cesse, la peau prit plus d'animation ; des chaleurs et des démangeaisons incessantes excitaient M. de P... à y porter souvent la main. Par moments, la maladie se dessinait sur les joues et sur le nez par de larges plaques rouges. Vers le mois d'octobre de la même année, M. de P... commença à suivre sérieusement le traitement suivant : bains de Baréges, de vapeur, lotions ammoniacales, tisane de houblon à laquelle on ajoutait du bicarbonate de soude.

Ce traitement fut suivi avec assiduité pendant plusieurs mois ; il eut pour résultat de faire tomber plus facilement les croûtes squameuses et de faire disparaître les chaleurs et les démangeaisons, qui cependant se renouvelaient dès qu'il se trouvait exposé aux transitions brusques de la température. Malgré ces moyens, la maladie persista, et même elle envahit les sourcils, le front et légèrement le menton.

Au mois de mai 1855, je commençai à donner mes soins à M. de P...

État actuel. — On trouve sur les joues et sur le nez une couche de matière sébacée d'apparence squameuse, grise, adhérente et plus épaisse que celle qui se voit sur le front et sur les sourcils, et elle est très-mince au menton.

Lorsque les squames de cette couche tombent, la peau apparaît très-épaisse, un peu rouge, humide, les orifices des canaux excréteurs sont notablement dilatés, principalement sur les côtés du nez et sur les joues. Tuméfaction générale de la face.

10

Les premières onctions ont suffi pour produire une poussée très-considérable de matière jaune verdâtre, ressemblant à une purée de pois, qui couvrit tout le visage et qui prit une teinte bronzée en se desséchant; la chute de cette matière eut lieu après sept jours. Le gonflement de la face avait seulement diminué, les parties affectées restaient avec la même apparence.

Dans les autres séries d'onctions, on constate d'une manière régulière une diminution sensible dans tous les phénomènes de la maladie. La matière exhalée par l'action expulsive du médicament prend une coloration plus claire, devient blanche au fur et à mesure que l'hypersécrétion se tarit; les squames, de plus en plus petites et sèches, tombent facilement; enfin, les orifices des conduits excréteurs s'effacent, la peau reprend son état naturel, et le teint devient plus clair et plus uni.

Le traitement interne a consisté en pilules, au nombre de trois par jour, alternées avec un sirop sudorifique, et un régime fortifiant. Guérison depuis onze ans.

OBSERVATION XVII. — *Acné sébacée concrète squameuse.*

Mademoiselle G...., âgée de vingt ans, tempérament éminemment lymphatique, a eu, à l'âge de huit ans, des gourmes aux oreilles et une conjonctivite granuleuse. Auparavant elle était sujette à des diarrhées fréquentes, et depuis elle fut successivement atteinte de la rougeole, de la petite vérole, de la coqueluche, maladies qui se développèrent avec intensité.

Vers l'âge de douze ans, l'acné sébacée a commencé à se manifester par de petites pustules qui se sont promptement accrues en nombre et en volume. La peau s'est épaissie, est devenue terne, puis un épanchement continu de matière grasse s'est fait sur tout le visage et sur le cuir chevelu. Cette matière, en se desséchant, formait des squames très-épaisses, humides, très-adhérentes, de couleur brune, qui se détachaient très-difficilement et même d'une manière incomplète avec les lotions alcalines. Cette maladie a persisté ainsi pendant plusieurs années, malgré les bains alcalins, les bains sulfureux, l'huile de foie de morue, les ferrugineux et l'usage pendant quatre saisons consécutives des bains de Cauterets et de Luchon.

État actuel. — Mademoiselle G.... est d'une mauvaise santé, gastralgie, peu d'appétit, digestions pénibles, règles pâles, insuffisantes, quoique régulières.

Les croûtes sébacées squameuses du cuir chevelu sont épaisses, sèches et très-adhérentes, grisâtres; elles occupent principalement le sommet du crâne.

Les squames qui couvrent le visage sont moins épaisses; elles sont grasses, adhérentes et de couleur brune entre les sourcils, sur le milieu des joues et sur le nez, peu nombreuses et minces à la partie inférieure des joues et au menton. Lorsqu'on détache ces squames, les parties sous-jacentes sont rouges, très-humides.

On voit les orifices béants des conduits excréteurs, principalement sur les joues et autour des ailes du nez. La sécrétion de la matière sébacée se concrète bientôt sous forme de squames plus ou moins larges.

Après plusieurs séries d'onctions faites à des intervalles éloignés de dix, quinze ou vingt jours, la sécrétion huileuse a complétement cessé, la peau est devenue plus fine et plus mince ; la physionomie reprend son éclat et sa régularité.

OBSERVATION XVIII. — *Couperose érythémato-pustuleuse.*

LETTRE DU DOCTEUR DEVAULX AU DOCTEUR ROCHARD.

Noyon, 7 octobre 1854.

« Mon cher confrère,

» Madame Devaulx a éprouvé les premières atteintes du mal pour lequel elle est venue dernièrement réclamer vos soins vers le mois de janvier 1848. La maladie à cette époque occupait le bas du visage, un peu au-dessus du menton à gauche, et ne consistait qu'en deux ou trois boutons auxquels, je l'avoue, je n'attachais aucune importance. L'été suivant l'affection parut vouloir s'étendre et envahir l'autre côté du visage, mais toujours en bas et au-dessus du menton. Comme j'étais intimement lié avec M. Duchesne-Duparc, qui s'occupe spécialement du traitement des dermatoses, tout naturellement je le consultai. Il me conseilla les applications de sulfure de potasse avec la précaution d'en limiter le contact au sommet des boutons. Cette application avait pour résultat de flétrir le bouton avec une grande rapidité ; mais il restait une rougeur pour laquelle on employa la fécule tous les soirs et qu'on maintenait à l'aide d'une légère couche d'huile de jusquiame. Le matin notre malade faisait la toilette du visage avec une très-faible dissolution de sous-carbonate de soude. Ces divers moyens ne modifièrent en aucune manière l'état de la peau. Les boutons se flétrissaient, il restait des rougeurs, d'autres boutons naissaient. Mais comme la maladie n'occupait que la partie inférieure de la figure, qu'elle était circonscrite dans un espace très-étroit, et que M. Duchesne-Duparc nous conseillait de ne pas nous décourager, de continuer les applications du sulfure de potasse, convaincu qu'il était qu'elles finiraient par triompher du mal, nous nous contentâmes pendant longtemps de cette prescription avec les alternatives de bien et de mal, mais jamais avec la moindre apparence d'une cure définitive. L'hiver l'affection disparaissait pour ainsi dire, et vers le mois d'avril elle se présentait de nouveau, toujours limitée dans le bas du visage. Nous gagnâmes ainsi le mois de mai 1851, et fîmes à cette époque un voyage à Paris, avec l'intention de consulter M. Cazenave. Le traitement de ce dernier se composait : à l'intérieur, de potion avec la codéine à prendre par cuillerées à soupe le matin à jeun et avant le dîner, d'infusions amères contenant par 500 grammes 1 gramme de bicarbonate de soude qu'on buvait avec le vin au moment des repas, et à l'extérieur, pour lotions : d'une mixture dans laquelle le sublimé corrosif entrait comme base à la dose de 10 centigrammes, et pour pommade l'onguent napolitain. M. Duchesne, que nous vîmes à la même époque, crut utile d'en venir au sirop anti-herpétique n° 1, et à la bière blanche pendant le repas.

« Pour traitement local, il conseilla des lotions de dix minutes sur tout le visage, le soir, au moment de se coucher, avec de l'eau chaude saturée de savon noir, et le matin une lotion tiède à l'eau aromatisée avec la teinture de benjoin : une petite cuillerée à café pour une demi-cuvette.

» On suivit d'abord le traitement de M. Cazenave, qui ne fut pas plus heureux que son prédécesseur, et produisit, comme lui, des alternatives de bien et de mal, et jamais de cure véritable. On essaya le traitement de M. Duchesne, et on fut bientôt obligé de renoncer au sirop anti-herpétique, qui amenait une grande perturbation dans les fonctions digestives. Nous passâmes ainsi les années 1851 et 1852, et au mois de mai 1853, nous revîmes MM. Cazenave et Duchesne-Duparc. Le traitement du premier, que nous ne suivîmes pas, se composait, à l'intérieur d'ammoniaque liquide, à la dose d'une goutte, à prendre tous les matins à jeun dans une infusion amère, et à l'extérieur de pommade à l'onguent citrin et rosat et de lotions alcalines. M. Duchesne nous conseilla d'employer deux ou trois fois par mois une cautérisation légère et superficielle, avec la solution ci-après : eau distillée, 12 grammes ; nit. d'arg. crist., 4 grammes. Il nous conseilla en même temps à l'intérieur, comme la maladie était compliquée de gastralgie, les préparations ferrugineuses, l'oxyde de bismuth, les viandes grillées et rôties, etc. On suivit exactement ce traitement, et une amélioration notable ne tarda pas à se manifester. Ce mieux se maintint même jusqu'au mois d'avril, époque à laquelle le mal prit un développement et une extension extraordinaires. Nous nous décidâmes à revenir à Paris, et, d'après les conseils de M. Reis, nous nous sommes adressés à vous, et nous nous félicitons tous les jours d'avoir fait votre connaissance. La santé de ma femme est excellente ; son appétit est insatiable, et la peau du visage a recouvré la netteté, la souplesse et même le duvet du jeune âge. Toutes ses connaissances la complimentent tous les jours sur la métamorphose si complète opérée par le docteur Rochard. C'est une très-belle cure, et votre traitement est appelé à battre en brèche et à démolir tous les traitements qu'on opposait à l'*acné rosacea.* »

Aspect de la malade au moment où j'ai commencé l'application de mon traitement, le 24 mai 1854. — Madame Devaulx, âgée de vingt-sept ans, bonne constitution lymphatique, et la peau d'une grande finesse et d'une blancheur éclatante. La couperose occupe principalement les joues, le nez et le menton ; elle est caractérisée par des plaques d'un rouge foncé avec épaississement de la peau, par des pustules assez nombreuses qui se terminent par des pointes blanches. La matière qui s'écoule facilement de ces pustules forme de légères croûtes jaunâtres qui donnent au visage un aspect désagréable.

La malade éprouvait en plus, dans la santé générale, un trouble qui se manifestait par un manque d'appétit, l'insomnie, une fatigue très-pénible dans la marche, des palpitations et une menstruation insuffisante.

Les premières onctions déterminèrent promptement la sortie d'une grande quantité de matière puriforme, en sorte que ces *poussées* couvraient presque complétement le visage. La matière épanchée et desséchée au contact de l'air était d'un jaune brunâtre.

Après ces poussées, que je répétais aussitôt que la peau était détergée, les pustules se dissipèrent peu à peu, ainsi que les plaques rouges ; en sorte qu'après trois mois de l'application du traitement, la couperose était entièrement guérie et la santé générale était devenue excellente.

Quelques pilules prises à l'intérieur et l'application locale du médicament suffirent pour obtenir cette cure.

OBSERVATION XIX. — *Lupus compliqué de couperose légèrement pustuleuse sur les joues et le menton.* (Ce malade m'a été confié par M. le professeur Nélaton, qui a suivi le traitement et constaté la guérison.)

M. L..., de Marseille, âgé de vingt ans, d'une constitution lymphatique, éprouva, à l'âge de trois ans, de très-vives douleurs rhumatismales dans le bras droit, qui l'empêchèrent de s'en servir pendant plusieurs semaines. Au fur et à mesure que les douleurs s'apaisèrent, on vit se manifester un gonflement assez considérable des ganglions du cou ; ce gonflement était tel, qu'il tenait le menton comme collé sur la poitrine jusqu'à ce que l'abcès eut crevé. A partir de ce moment, la santé semble s'améliorer ; cependant il conserva près de six mois une grande roideur dans les mouvements de la tête, roideur qui ne se dissipa entièrement qu'après deux saisons de bains de mer. Jusqu'à l'âge de quinze ans environ, le jeune L.... éprouva de la gêne à respirer par le nez : il se formait constamment dans les fosses nasales des croûtes qui ne tombaient que par l'emploi de bains locaux émollients.

Il y a quatre ans, dans le courant de l'été, il se développa un gros bouton à l'extrémité du nez ; chaque fois que ce bouton était écorché, il s'étendait davantage en se couvrant de croûtes. On prescrivit alors le sirop de Portal et une pommade de calomel. Cette médication n'apporta aucune modification ; pendant l'hiver, les croûtes s'étendaient sous forme d'écailles. Une matière purulente traversait ces croûtes, et lorsqu'elles tombaient elles se renouvelaient presque aussitôt.

En 1851, M. L.... fut soumis à l'action de l'iodure de potassium et de cautérisations avec le nitrate d'argent ; ce traitement apporta quelques légères modifications. Mais l'année suivante le mal reparut avec une grande intensité : de nouvelles croûtes s'élevèrent au-dessus de la première et sur l'aile gauche du nez ; on envoya le malade aux eaux de Bagnères-de-Luchon ; puis on lui conseilla l'usage de l'huile de foie de morue et des frictions avec l'huile animale de Dippel. A son retour des eaux, les croûtes étaient tombées, la couleur livide des tubercules avait notablement diminué. Mais, obligé de suspendre ce traitement à cause de l'état de l'estomac, qui s'irrita avec vomissements fréquents, les accidents reparurent au nez vers le mois de décembre.

En 1853, il retourna aux eaux de Bagnères, qui modifièrent les parties malades comme l'année précédente. Mais l'hiver suivant la maladie reparut, malgré l'iodure de potassium et les cautérisations.

En 1854, il prit seulement des bains de mer, qui n'apportèrent que peu de changement dans son état.

Ainsi, pendant quatre ans, tous les traitements actifs n'aboutirent qu'à une amélioration momentanée, pendant l'été ; la maladie revenait avec toute sa malignité pendant l'hiver.

Voici dans quel état se trouvait M. L.... lorsqu'il commença mon traitement, le 28 août dernier.

Santé générale faible, teint plombé, indiquant une constitution éminemment lymphatique.

Sur l'aile du nez du côté gauche existent trois tubercules couverts de croûtes brunes, épaisses ; sur l'aile du côté droit quelques tubercules livides, indolents, non ulcérés, et sur l'extrémité du nez se voient deux cicatrices, résultat des cautérisations.

Sur les joues, le front et le menton, sont disséminées quelques légères pustules de couperose, caractérisées par une auréole érythémateuse qui les entoure.

Sous l'influence de l'application locale du médicament, les tubercules et les pustules se dégagèrent de la matière morbide qu'ils contenaient. Cette matière puriforme tombait en se desséchant sous forme de croûtes et de poussière jaunâtre.

Par ce traitement interne, la santé générale fut profondément modifiée. Après deux mois de traitement, la peau du nez et du visage avait repris son aspect normal, et le teint du visage exprimait une profonde amélioration dans la constitution.

OBSERVATION XX. — *Couperose érythémateuse, pustuleuse. — Guérison.*

Madame Vaterlot, rue du Faubourg-Saint-Honoré, 74, cordonnière, âgée de cinquante et un ans, d'un tempérament lymphatique nerveux, n'a jamais eu de maladie grave dans son enfance. Avant d'être réglée on remarquait souvent sur son visage de petites dartres farineuses pour lesquelles on lui faisait prendre des jus d'herbes et de la tisane amère. Sa santé fut excellente jusqu'à l'âge de vingt-neuf ans, époque à laquelle elle eut une variole confluente très-grave. Depuis lors, quelques jours avant l'apparition des règles, elle éprouvait des feux au visage, des rougeurs se fixaient sur les joues et parfois apparaissaient de petits boutons à pointe blanche. Ces légers accidents se dissipaient aussitôt après l'apparition des règles. En avançant en âge, les boutons augmentèrent en nombre et en volume : leur sécrétion devint plus active, et la rougeur, plus intense et plus fixe, s'accompagnait de vives cuissons, le soir surtout, après le repas.

En 1849, madame Vaterlot cessa d'être réglée à l'âge de quarante-quatre ans : c'est à ce moment que la couperose s'est développée avec exaspération et persistance.

Lorsque je commençai l'application du médicament, en juillet de la même année, les joues, le nez, le menton et légèrement le front étaient d'un rouge cerise très-prononcé ; ces diverses parties étaient parsemées de pustules assez volumineuses, peu indurées à des époques d'évolution variées ; beaucoup laissaient échapper une matière jaunâtre qui, par la dessiccation, formaient des croûtes brunes très-adhérentes.

Dès les premières applications, faites sur toutes les

parties affectées, il survint une exsudation très-vive ;
une matière jaunâtre très-abondante, assez épaisse,
couvrit promptement ces parties d'une croûte dure, lui-
sante, comme cristallisée, qui se détachait assez difficilement après quelques jours par la dessiccation.

Les parties mises à nu par la chute de ces croûtes
avaient un aspect moins rouge ; les vaisseaux capillaires
étaient moins congestionnés et les pustules marchaient
vers une résolution évidente, perdant de leur volume
et de leur induration.

Les applications qui suivirent donnèrent lieu à une
exsudation de matière dont la consistance et l'abondance
diminuaient d'une manière sensible chaque fois, en
sorte que les croûtes, moins étendues et moins dures,
se détachaient promptement et facilement. Ces croûtes
prenaient un aspect jaune clair au fur et à mesure que
l'exsudation diminuait d'activité.

Après *quatre mois* d'applications successives du médicament, qui reproduisaient toujours les mêmes phénomènes, à l'intensité près, je constatai que la congestion des vaisseaux capillaires n'existait plus, que les
pustules avaient entièrement disparu, et que, enfin, la
résolution de toutes les altérations organiques de la
peau était complète.

Depuis cette époque (il y a actuellement *seize ans*),
madame Vaterlot jouit de la santé la plus parfaite. Elle
a un embonpoint très-notable. Aucune récidive n'a
même menacé de se montrer.

OBSERVATION XXI. — *Couperose pustuleuse.* — *Pustules suppurées et indurées.* — *Épaississement considérable de toute la peau du visage.* — *Dysménorrhée.* — *Guérison.*

Thérèse M...., domestique, âgée de trente ans, d'une forte constitution, a eu dans son enfance une fluxion de poitrine ; la menstruation s'est établie péniblement à vingt ans ; les règles, qui ont toujours été irrégulières, insuffisantes, manquaient souvent ; elles étaient remplacées alors par des pertes blanches.

Vers l'âge de seize ans, des pustules très-nombreuses envahirent tout le visage, la peau s'anima, et l'altération toujours croissante du tissu cutané prit un développement qui donna à la physionomie un aspect repoussant. Elle fut obligée de quitter Amiens, ne pouvant plus trouver à se placer.

Comme elle n'avait suivi aucune médication active, elle se rendit à Paris en 1852, pour se faire traiter à l'hôpital Saint-Louis. On lui fit prendre des bains de vapeur, des tisanes amères, des purgatifs ; mais elle en sortit après deux mois sans avoir obtenu aucun avantage du traitement qu'on lui avait fait subir.

Ayant fait la connaissance de la dame Michel, une des malades que j'avais guéries d'une couperose pustuleuse très-rebelle, dans le service de M. le professeur Nélaton, Thérèse M.... vint me consulter.

C'était au mois d'août 1853 ; elle avait le visage entièrement couvert de pustules de volume variable, les unes indurées, les autres en suppuration, quelques-unes avec des croûtes brunes. Le tissu de la peau, profondément altéré, avait acquis un épaississement très-considérable. Du reste, bon appétit, digestions faciles, point de constipation.

Les premières applications du médicament furent assez douloureuses, et donnèrent lieu à une exsudation très-abondante de matière épaisse de couleur jaune brunâtre qui, en se desséchant, devenait noire.

Après deux mois, la matière exsudée prit une couleur jaune clair, et les croûtes étaient devenues brunes.

En sorte qu'au fur et à mesure que la résolution des pustules s'opérait, la matière morbigène *s'éclaircissait*, et les croûtes d'un aspect jaunâtre, après leur chute, laissaient apercevoir le tissu de la peau dans un état plus naturel.

Après un traitement très-actif suivi avec persévérance pendant près d'un an, les pustules ont complétement disparu, la peau a repris sa texture normale et la menstruation est devenue régulière. Depuis cette époque tout traitement a cessé, et ayant revu Thérèse onze ans après, c'est-à-dire en 1865, j'ai pu constater sa parfaite guérison.

TRAITEMENT DE LA COUPEROSE (ACNÉ ROSACÉE PUSTULEUSE) AVEC LE COMPOSÉ D'IODE ET DE CALOMEL.

A Monsieur le rédacteur en chef de la Gazette hebdomadaire.

MONSIEUR LE RÉDACTEUR,

Dans des remarques critiques fort justes, dont vous accompagniez l'analyse d'un mémoire de M. le docteur Rochard, et des discussions qui en avaient été la suite dans la *Presse médicale,* vous laissiez percer une certaine incrédulité touchant l'efficacité d'une médication qu'on donnait comme réussissant à peu près constamment dans une maladie où toutes les autres médications échouent presque toujours, et vous en appeliez à de nouvelles expérimentations.

Comme vous, Monsieur le Rédacteur, je doutais beaucoup de l'efficacité du composé d'iode et de calomel ; cependant, j'avais dans ma clientèle une dame dont la couperose (acne rosacea) avait résisté à tous les traitements. En désespoir de cause, je lui parlai de la nouvelle méthode de traitement du docteur Rochard : elle consentit à l'essayer. Le résultat que j'ai souvent constaté a été aussi surprenant pour moi que favorable à la méthode de ce médecin.

Convaincu que je puis être utile à mes confrè-

res. et aux malades qui se trouveraient dans le
même cas, je m'empresse de vous envoyer celte
observation.

OBSERVATION XXII.

Madame Brion, demeurant rue Montmartre, 134,
hôtel de France et de Champagne, âgée de quarante ans,
d'un tempérament sanguin, est affectée depuis huit ans
d'une couperose *acne rosacea*, caractérisée par de nombreuses pustules accompagnées d'érythème. Madame
Brion avait habité longtemps la campagne. A l'âge de
trente-deux ans, des revers de fortune l'obligèrent à
prendre un emploi sédentaire qui exigeait beaucoup de
fatigues et surtout des veilles prolongées. Madame Brion
vit alors apparaître des boutons et des rougeurs sur
plusieurs points du visage, principalement sur les joues,
le nez et le menton. En même temps que la couperose
se manifestait, les fonctions digestives s'altéraient
(dyspepsie, constipation opiniâtre), et la fonction menstruelle s'accomplissait d'une manière insuffisante.

Dans cet état, madame Brion dut chercher à se déli-
vrer d'un mal aussi fàcheux. Elle employa successivement tous les traitements, *toutes les médecines* (j'allais
dire tous les médecins), purgations répétées, bains de
vapeur, eaux de Baréges, tisanes amères, traitement
par l'homœopathie, par *l'analyse chimique* (du docteur
Debardieu); enfin, elle vit tous les charlatans usités en

pareil cas. Dans ces derniers temps, elle fut soignée par feu mon oncle, le docteur Henry. Des saignées répétées, trois ou quatre par an, n'eurent d'autre effet que de diminuer la rougeur de la face pendant un laps de temps très-court. A la mort du docteur Henry, je fus consulté par madame Brion sur l'opportunité d'une nouvelle saignée. Convaincu qu'indépendamment des récidives de la couperose, la santé s'affaiblissait tous les jours, je refusai de continuer un système de traitement qui ne pouvait que lui être préjudiciable. C'est alors que je parlai du traitement du docteur Rochard, traitement qui fut accepté.

M. Rochard fit les premières applications de la médication dans le courant de décembre 1855. La maladie de madame Brion présentait alors des pustules nombreuses, indurées à leur base, et quelques-unes terminées par une pointe blanche; ces pustules, de volume varié, occupaient principalement les joues, le front et le menton. Sur toutes ces parties, et principalement sur le nez, la peau était érythémateuse et légèrement hypertrophiée.

Il fut fait, à divers intervalles, par M. Rochard, sept applications successives de la pommade d'iode et de calomel. Je suivis attentivement ces applications, et je pus constater que la rougeur violacée qui accompagnait les pustules diminuait sensiblement d'intensité, en même temps que les pustules s'affaissaient; en sorte qu'au bout de trois mois les caractères repoussants de cette maladie avaient entièrement disparu.

Depuis environ quatre mois, madame Brion a cessé l'application locale du topique de M. Rochard. Aujourd'hui la peau a repris son aspect normal et les traits du visage leur finesse ; de plus, la santé générale est devenue meilleure.

Telle est, Monsieur le Rédacteur, l'observation que je crois devoir vous communiquer. Dans ce moment, M. Rochard expérimente dans le service de M. le professeur Nélaton, à la Clinique. Il a, entre autres, commencé le traitement d'une couperose et d'un *psoriasis inveterata*. Lorsque l'observation sera complète, je me ferai un plaisir de vous la communiquer.

Dr CHATEAU,
Lauréat de la Faculté.

Gazette hebdomadaire, p. 547, 1856.

Ajoutons que depuis dix ans madame Brion n'a pas eu de récidive et qu'elle jouit d'une excellente santé.

OBSERVATION XXIII. — *Lupus tuberculeux érythémato-squameux.*

Rivet (Jean-François), né à Moutier (Savoie), âgé de quarante et un ans, journalier, d'un tempérament lympatique, quoique grand et fortement développé, ne se rappelle pas avoir eu de maladies graves dans son enfance. A l'âge de vingt-neuf ans (1845), il contracte une gonorrhée et un chancre qui sont traités par les dépuratifs, tisanes, sirops et purgatifs. Quelque temps après sa guérison, Rivet voit apparaître au visage, près de la racine du nez, une rougeur qui ne tarde pas à s'étendre aux oreilles, aux joues, et à être suivie de démangeaison.

Ces rougeurs prennent chaque année plus d'intensité et plus d'étendue ; la peau devient épaisse, inégale. Rivet se contente de faire des applications de pommades qui lui sont prescrites par des charlatans, et pendant dix ans il n'oppose à sa maladie aucun traitement régulier. Enfin le lupus envahit complétement les joues, le nez et les oreilles. Rivet devient un objet de dégoût, il ne trouve plus personne qui veuille l'employer; c'est alors qu'il se décide à entrer à l'hôpital Saint-Louis.

Rivet est reçu, le 6 juillet 1855, dans le service de M. Hardy, qui diagnostique une scrofulide érythémato-squameuse. Pendant un séjour de onze mois dans ce service, Rivet est soumis à diverses médications : tisane de houblon, applications de l'huile de cade, de la pommade au bi-iodure de mercure à hautes doses, c'est-à-dire par parties égales. (Ces dernières applications déterminent toujours de très-vives douleurs, dont la durée est souvent de quarante-huit heures et jamais moins de dix-huit heures.) Enfin, bains de vapeur, bains sulfureux, diverses pommades mercurielles, huile de foie de morue à la dose d'un demi-verre par jour.

Pendant les mois de mai et juin 1856, j'ai occasion d'observer ce malade à la clinique de M. Hardy. Au mois de juillet suivant, la salle Henri IV est évacuée pour cause de réparation, et Rivet passe dans le service de M. Cazenave. Cet habile dermatologue diagnostique un lupus érythémateux et prescrit successivement une tisane de gaïac, de chiendent, une pommade au goudron, l'élixir de Peyrilhe, deux cuillerées, une le matin et une le soir. Ces divers médicaments n'amènent aucun changement dans l'état du malade. M. Cazenave prescrit alors des pilules d'hydrocotyle asiatica, depuis deux jusqu'à cinq par jour, et sans résultat. Enfin les bains de vapeur sont ordonnés de nouveau.

Après vingt-deux mois, Rivet, plus malade qu'au moment de son entrée à l'hôpital, se décide à en sortir. Cette résolution a été motivée par la rencontre de quelques-uns de ses camarades d'hôpital, encore très-affectés de lichen, d'eczéma et de psoriasis au moment de leur sortie, et qui ont été ultérieurement guéris par notre méthode de traitement.

Lorsque Rivet vint me consulter, je constatai l'état suivant :

Petites plaques saillantes, dures, d'un rouge foncé, violacées, irrégulièrement arrondies, confondues par leurs bords ; ces plaques ainsi agglomérées forment sur sur les oreilles, les sourcils, le nez et les joues, des espèces de figures géométriques. Des cicatrices irrégulières, blanches, lisses, existent à la partie inférieure des joues et vers les angles de la mâchoire ; les saillies tuberculeuses sont recouvertes de squames blanches, minces, de dimension variable, mais ne dépassant pas la largeur d'un centime. Ces squames superficielles sont peu adhérentes et se succèdent continuellement. Le tissu cellulaire est hypertrophié, en sorte que les parties affectées, très-volumineuses, offrent, avec les parties restées saines du front, du pourtour des yeux et du menton, un contraste qui contribue à donner au visage un aspect bizarre et repoussant. Enfin, on constate une dureté dans tous les tissus malades, mais notamment aux oreilles et au nez.

La santé générale est bonne.

Rivet commence les applications de la pommade au composé d'iode et de calomel, le 9 juin 1857.

Rivet est seul, sans famille, et dans l'impossibilité de suivre convenablement le traitement dans son garni ; je le fais entrer à la Charité dans le service de M. Ch. Bernard.

Pendant les mois d'octobre et de novembre, les onctions ne produisent plus de matière ; les tubercules disséminés ne donnent lieu qu'à une légère furfuration. La peau d'une grande partie du nez et des joues et celle des sourcils reprennent toute leur souplesse et leur aspect à peu près naturel. La conque des oreilles devient flexible.

Pendant le mois de décembre, la peau reprend de plus en plus son état normal.

Enfin, au mois de janvier 1858, Rivet, satisfait de l'amélioration qui s'est opérée dans sa maladie, éprouve le besoin de travailler; mais, voulant continuer le traitement sous ma direction, il demande à être employé en qualité d'infirmier. Il fait pendant trois mois encore quelques onctions qui amènent progressivement des modifications profondes dans tous les tissus. Vers la fin de février, il n'existe que de très-petits tubercules roses, disséminés çà et là sur le visage, et, chose remarquable à ce moment, c'est que les poils blancs et rares des favoris poussent noirs et plus épais.

Le 8 avril, Rivet se trouve suffisamment avancé dans sa guérison pour reprendre son travail habituel; il quitte l'hôpital de la Charité. Les traits du visage sont parfaitement naturels, la peau n'offre aucune trace de cicatrices sur les parties soumises à notre traitement, et les cicatrices qui existaient auparavant sont moins blanches, moins brillantes, elles se rapprochent du ton de la peau; les quelques points tuberculeux qui se voient encore vers la base des joues ne donnent plus lieu à la formation des squames.

La santé générale est excellente.

Dans le courant du mois de mai, Rivet fait encore deux nouvelles séries d'onctions qui ont pour résultat d'amener la résolution complète de tous les petits points tuberculeux encore apparents à la sortie de l'hôpital. Rivet continue son travail et jouit d'une bonne santé.

Cette guérison, qui date de huit ans, a été obtenue

exclusivement par le traitement local. Rivet n'a pris aucun médicament à l'intérieur pendant son séjour à la Charité.

Observation XXIV.—*Lupus tuberculeux avec ulcérations.* (*Herpes exsedens, dartre rongeante*).

Mademoiselle Zélie Duriez, âgée de vingt-neuf ans, sous-surveillante à la Salpêtrière, est née à Labussière (Pas-de-Calais), de parents bien portants; cependant, son aïeul paternel avait été affecté d'un cancer à la lèvre supérieure, lequel a détruit cet organe.

Mademoiselle Zélie, d'un tempérament lymphatico-nerveux, a joui d'une bonne santé jusqu'à l'âge de treize ans; à ce moment elle a éprouvé une grande frayeur suivie d'une perte de connaissance : quelques jours après cet accident, il se manifesta à la partie inférieure de la cloison du nez un petit bouton qu'elle grattait et qu'elle déchirait sans cesse, excitée qu'elle était par la chaleur et la démangeaison.

Un médecin est consulté; il prescrit pour traitement local des applications de pommade au goudron, et à l'intérieur du vin de gentiane, de l'huile de foie de morue et un régime tonique. Ce traitement, suivi pendant dix-huit mois, n'amène aucun résultat. On pratique alors pendant un intervalle de dix-huit mois des cautérisations à l'aide du nitrate d'argent, renouvelées à peu près chaque mois.

En 1846, trois ans et demi après le début de la maladie, ces divers traitements n'apportant aucune amélioration, mademoiselle Zélie entre à l'hôpital Saint-Louis, le 7 juin, dans le service de M. le professeur Jobert de Lamballe. Alors le bouton situé à la partie inférieure de la cloison du nez s'était étendu sur les narines, et de plus il existait un second bouton dans la fossette de la lèvre supérieure.

M. Jobert prescrit les amers, l'huile de foie de morue (300 grammes par jour), les bains sulfureux, et pratique des cautérisations avec le nitrate acide de mercure sur tous les points affectés. Après deux mois de l'application de ce caustique, l'aile droite du nez est détruite, ainsi qu'une partie de la lèvre supérieure.

Les tissus cautérisés se cicatrisent, mais la lèvre supérieure est rétrécie et remontée ; comme il n'existe presque plus de rougeur, mademoiselle Zélie croit à sa guérison : elle demande à quitter l'hôpital Saint-Louis pour se rendre dans sa famille. Quelques jours après son arrivée parmi les siens, de petits boutons rouges apparaissent tout à coup sur toute la surface du nez et des joues. Ces boutons se couvrent de croûtes, sur lesquelles se forment de petits ulcères qui s'agrandissent chaque fois que les croûtes sont enlevées. Au bout de trois mois de séjour auprès de ses parents, mademoiselle Zélie est obligée d'entrer de nouveau à l'hôpital Saint-Louis, le 1er mai 1847. M. Jobert ordonne le même traitement interne, et porte de nouveau le nitrate acide de mercure sur toutes les surfaces malades. Les cautérisations répétées amènent successivement la destruction de l'extrémité du nez et d'une partie de la lèvre supérieure, et après dix-huit mois de ces mêmes cautérisations, au commencement de 1849, le nez et la lèvre supérieure sont complétement détruits, ainsi que les bourgeons charnus qui s'élevaient sur les parties ulcérées. Les bords des tissus qui limitent ces destructions se cicatrisent définitivement, mais il subsiste encore, sur la plus grande étendue des joues, de petits ulcères, des indurations et des rougeurs violacées.

Au commencement de l'année 1857, je donnais des soins à des femmes affectées de dartres et de lupus, à l'Hôtel-Dieu, dans le service de M. le docteur Piédagnel, lorsque ce très-honorable confrère a l'occasion de rencontrer mademoiselle Zélie à la Charité. Convaincu par les résultats obtenus sous ses yeux, que je puis être utile à cette jeune personne, M. Piédagnel l'engage à suivre notre traitement. Elle y consent, et je constate ainsi son état :

Les joues offrent de très-larges surfaces d'un rouge violacé sur lesquelles existent des tubercules volumineux : huit sur la joue droite, dont quatre sont ulcérés profondément, et quatre à l'état d'induration ; quatre sur la joue gauche, deux ulcérés moins profondément et deux très-indurés.

Les trois plus grands ulcères ont la dimension d'un centime ; tous sont recouverts de croûtes jaune verdâtre, épaisses, qui se détachent d'elles-mêmes et laissent voir au-dessous une matière jaunâtre assez consistante; leurs bords sont durs, saillants, surmontés çà et là de bourgeons charnus, parfois saignants.

La peau du visage épargnée par le lupus a une teinte verdâtre pâle. Les tissus sous-jacents sont tuméfiés et indurés; la malade éprouve peu d'appétit; son sommeil est léger; à l'époque des règles, qui durent huit jours avec abondance, elle se sent très-faible et très-fatiguée; le sang est pâle, séreux.

Mademoiselle Zélie porte un appareil fabriqué par M. Lüer, qui représente le nez et la lèvre supérieure. Cet appareil, en caoutchouc vulcanisé, coloré dans le ton de la peau, cache les ravages de là maladie et rappelle parfaitement la physionomie.

Mademoiselle Zélie commence l'application de la pommade au composé d'iode et de calomel, le 14 avril 1857, par séries de trois onctions consécutives, une seule onction par jour et deux ou trois séries par mois, suivant les modifications obtenues.

Chaque onction donne lieu à des phénomènes de réaction : rougeur, chaleur, cuissons plus ou moins vives et parfois douloureuses; leur durée est en général de quatre à cinq heures, après lesquelles se manifeste la poussée d'une matière qui se dessèche sous forme de croûtes jaune verdâtre très-épaisses; ces croûtes tombent d'elles-mêmes au bout de quatre ou cinq jours.

Ce mouvement expulsif de matière amène progressi-

vement une diminution de volume dans tous les tissus
indurés, et, le 28 juin, les croûtes du côté droit sont
déjà moins épaisses, plus jaunes, les tubercules plus
affaissés. La rougeur est moins violacée, moins étendue
sur le côté gauche; la peau reprend son aspect naturel
sur plusieurs points.

Au 15 juillet, il survient une modification rapide
dans tous les tubercules; les indurations sont moins
étendues, et les ulcères moins profonds.

A la fin de septembre, les tubercules ulcérés du
côté droit sont cicatrisés; ceux du côté gauche arrivent
au niveau de la peau. L'induration de tous les tissus
diminue notablement. — Enfin, en décembre, la matière expulsée forme des croûtes blanchâtres sur les
trois points ulcérés du côté gauche. Le côté droit,
complétement cicatrisé, ne donne lieu qu'à des squames
minces, peu adhérentes.

Dans le courant de février 1858, disparition de deux
tubercules sur le côté droit, les deux autres diminuent
sensiblement; légère desquamation. Les ulcères du
côté opposé sont complétement cicatrisés, croûtes
blanchâtres très-légères, desquamation furfuracée sur
les tubercules les moins indurés.

En avril, les tissus des joues reprennent leur souplesse; elles se dessinent mieux; l'induration des tubercules devient superficielle; la peau a son aspect naturel,
elle reste seulement un peu rouge sur les tubercules.

A la fin de juin, les tubercules du côté droit ont

complétement disparu, et sur l'autre côté il n'en existe que trois petits, avec légère induration.

A ce moment, mademoiselle Zélie est nommée sous-surveillante à la Salpêtrière. Sa guérison si avancée lui permet d'accepter cette position. Malgré les fatigues et les veilles qu'exige cette nouvelle fonction, la malade n'a rien perdu des bénéfices de notre traitement. Au contraire, continuant de temps en temps les applications de la pommade, elle voit disparaître définitivement les tubercules.

Depuis six mois, il ne se produit plus aucune matière. Le teint reprend son aspect naturel, les cicatrices perdent chaque jour l'éclat de leur blancheur primitive. A la place des tubercules, existent encore, sur le côté droit, trois petites taches légèrement rouges, mais sans la moindre induration. Tous les tissus des joues sont entièrement souples, et la santé générale est très-bonne.

Le médicament n'a pas été appliqué seulement à l'extérieur, il a été aussi administré à l'intérieur sous forme de pilules, au nombre de deux ou trois par jour. Quoique ces pilules aient été prises pendant toute la première année d'une manière consécutive, la malade n'a ressenti *aucune colique,* et n'a éprouvé ni *diarrhée* ni *salivation.*

Si donc, dans d'autres cas signalés par quelques-uns de nos confrères, on a vu se produire des accidents, tels que *nausées, vomissements, diarrhées, salivation,* c'est que le médicament a été employé sans tenir compte des contre-indications, ou bien parce que le médicament était mal préparé. Autrement, comme on le voit dans cette observation, le médicament devient un puissant modificateur qui fortifie notablement la santé et donne au sang des règles plus de plasticité.

APPENDICE.

I

OPINION DES PRINCIPAUX ORGANES DE LA PRESSE MÉDICALE SUR L'EFFICACITÉ DU TRAITEMENT DES MALADIES REBELLES DE LA PEAU PAR LA MÉTHODE EXPULSIVE DU DOCTEUR ROCHARD.

L'efficacité du traitement des maladies de la peau par la méthode du docteur Rochard n'est plus aujourd'hui reconnue par lui seulement. M. le professeur Nélaton, voulant se rendre compte des effets d'un traitement qui avait déjà eu un certain retentissement, a cru devoir en confier l'application au docteur Rochard lui-même, sur plusieurs malades de son service.

Voici la remarquable leçon que l'éminent professeur a faite à l'hôpital des Cliniques sur ce traitement appliqué à la couperose, acne rosacea.

MESSIEURS,

Vous avez pu voir depuis quelque temps, dans nos salles, une femme atteinte d'une affection un peu en dehors de celles que nous sommes habituellement appelés à traiter : cette femme est entrée ici pour se soumettre à un traitement que je crois utile, et j'appelle votre attention sur ce sujet, parce que vous serez consultés plus tard pour des cas de ce genre.

Il s'agit d'une acné qui présentait les caractères pustuleux et tuberculeux, avec érythème (*acne rosacea*). Cette affection n'est pas grave, mais cause une difformité choquante qui pousse les personnes, et surtout les femmes qui en sont atteintes, à rechercher tous les traitements possibles, à s'y soumettre, mais le plus souvent sans résultat favorable. Cette affection est ordinairement incurable, d'après ceux qui s'occupent spécialement des maladies de la peau : telle est du moins l'opinion exprimée par les auteurs compétents, MM. Cazenave, Devergie, etc.

Cependant, il est une nouvelle méthode de traitement que vous avez pu connaître par plusieurs articles de journaux, et notamment du *Moniteur des hôpitaux;* elle est due à M. le docteur Rochard.

Le médicament employé est un composé d'iode et de calomel.

Avec ce sel on fait une pommade qui n'a pas d'ailleurs toujours une composition identique, et que M. Rochard rend plus ou moins active, suivant le degré, l'ancienneté de l'affection et la sensibilité du malade.

On applique avec soin cette pommade sur le mal.

Au moment de cette application et quelques instants après, il y a une sensation de douleur assez vive, mais cependant supportable, et qui n'est pas assez forte pour décourager les malades et les détourner de ce mode de traitement. Il survient ensuite un peu de chaleur, une légère tuméfaction, et on voit se produire une exsudation qui se concrète; c'est ce que M. Rochard désigne si exactement sous le nom de *poussée* vers la peau.

Le lendemain, on fait une deuxième application de la même manière, et de même le troisième et le quatrième jour. On laisse ensuite reposer le malade pendant une dizaine de jours, puis on fait une nouvelle série d'applications de pommade. Ce traitement peut être nécessaire pendant plusieurs mois.

Lorsqu'on examine les croûtes grisâtres qui se forment à la suite des applications, on voit que non-seulement elles adhèrent à la peau, mais encore qu'elles pénètrent dans chaque follicule sébacé; il y a une sorte de prolongement en cheville qui pénètre dans l'épaisseur du derme. On peut constater encore, par un examen attentif, que les portions de peau intermédiaires aux follicules ne sont pas altérées et que l'épiderme reste intact.

Les saillies d'apparence pustuleuse qui constituent le mal et qui sont indurées, colorées en violet ou rouge foncé, perdent peu à peu leur coloration; elles pâlissent, diminuent de volume, puis s'affaissent et disparaissent entièrement.

J'ai déjà eu plusieurs fois occasion de constater les bons effets de ce traitement, et c'est parce qu'il s'agit d'une chose sérieuse que je le signale ici à votre attention.

Je me rappelle particulièrement l'avoir vu employer ici chez une femme qui était entrée pour une affection du sein, et qui fut traitée en même temps des deux maladies dont elle était atteinte. Au bout de deux mois, elle était parfaitement guérie. Comme je désirais savoir si ce résultat favorable se maintiendrait, je priai cette femme de revenir de temps en temps nous voir à la consultation ; elle revint, en effet, plusieurs fois, et nous avons pu constater que la guérison s'était maintenue.

Que se produit-il ? Quelle est l'action de la préparation employée ? Il semble que le topique agit d'une manière toute spéciale sur les follicules sébacés ; qu'il borne ses effets exclusivement sur cet élément de la peau. Il y a là une action particulière qui amène au goulot de ce follicule la matière sébacée qui est accumulée dans sa cavité.

Vous pourrez étudier toutes ces particularités sur la malade qui se trouve actuellement dans notre service, et j'espère que vous pourrez voir un résultat favorable.

On pourrait se demander s'il n'y a pas lieu de craindre la répercussion de la maladie guérie sur un autre organe, sous une autre forme. Il faudrait d'abord s'en-

tendre sur le mot répercussion, et quand on serait
arrivé à ce premier résultat, savoir si la chose a été
observée. Ainsi on parle de répercussion d'eczéma,
d'ulcères de la jambe, guéris, desséchés sur le pou-
mon ; on observe alors une pneumonie à la suite de ce
desséchement de l'ulcère, dit-on ; mais quand on observe avec soin, et j'ai pu constater ce fait plusieurs
fois, c'est la pneumonie qui amène le desséchement de
l'ulcère, et non celui-ci dont le desséchement cause la
pneumonie. J'ai vu un certain nombre de faits de ce
genre, et je pense que beaucoup d'autres sont de même
nature. (*Union médicale*, 27 mai 1856).

Toute la presse scientifique a constaté les succès
inespérés obtenus à l'aide de cette médication.
Il suffira de citer ici les appréciations des journaux
qui se sont le plus occupés de cette importante
question.

En publiant la leçon de l'éminent professeur
de l'hôpital des Cliniques, le *Moniteur des hôpitaux* s'exprimait ainsi :

Lorsqu'une médication nouvelle surgit dans la science,
le rôle de la presse est de l'annoncer d'abord, de servir
ensuite de tribune aux observations qu'elle produit, aux
débats qu'elle suscite, et à rectifier les unes s'il y a lieu,
à diriger les autres s'ils tendent à s'égarer ; enfin, lors-

que les débats et les faits ont abouti à un seul résultat démontré, à proclamer, suivant la nature de ce résultat, ou qu'un progrès est définitivement acquis à la science, ou que ce progrès n'est qu'une illusion.

En ce qui concerne le traitement de l'acné rosacée (couperose) par la nouvelle méthode, le *Moniteur des hôpitaux* a rempli scrupuleusement le premier rôle : tous les faits propres à éclairer l'importante question soulevée par M. Rochard ont été publiés dans ses colonnes. Nous sommes heureux de reconnaître que le temps est arrivé aujourd'hui de quitter ce rôle et de remplir le second ; nous en sommes heureux, parce que nous pouvions, en effet, proclamer sans hésiter qu'un progrès signalé est accompli en thérapeutique. De quasi incurable, sinon de tout à fait incurable qu'elle était, l'acné rosacée est passée, grâce à la médication de M. Rochard, dans la classe des affections les plus curables. Sera-t-elle curable dans tous les cas ? C'est là une question que l'avenir se réserve ; tout ce que nous pouvons dire, c'est que, dans tous les cas parvenus à notre connaissance, la guérison a été obtenue. C'est beaucoup plus qu'il n'en faut pour assurer à la méthode expulsive une place des plus importantes dans l'histoire de la thérapeutique. (*Moniteur des hôpitaux* du 22 juillet 1856.)

En faisant allusion à des faits de guérisons obtenues par M. Rochard dans différents hôpitaux de Paris, l'*Union médicale* s'exprimait ainsi :

Nous avions plusieurs fois appelé l'attention des praticiens sur ce sujet, en publiant les observations et les réflexions de M. le docteur Rochard sur les bons effets du traitement de la couperose par sa méthode. Nous sommes heureux de voir que les encouragements que nous avons donnés à ces tentatives étaient mérités, et que les succès annoncés par M. Rochard se répètent publiquement. (L'*Union médicale*, 27 mai 1856.)

Enfin, le plus ancien recueil de médecine, les *Archives générales de médecine,* rédigées aujourd'hui par MM. Follin et Lasègue, professeurs agrégés à la Faculté de médecine de Paris, a publié dans le numéro de janvier 1857 la complète appréciation que voici :

Chaque année voit naître un nombre plus ou moins considérable de médications nouvelles qui viennent grossir, sinon enrichir le bagage thérapeutique du médecin. L'expérience nous a heureusement appris à nous défier de ces précieux agents, qui font table rase des médications qui les ont précédés ; elle nous éclaire sur la valeur de bon nombre de ces spécifiques éphémères dont on aura demain oublié les succès. Aussi ne saluons-nous qu'avec une réserve prudente l'apparition d'un médicament nouveau, tant que les vertus qu'on lui prête n'ont pas été soumises au contrôle d'un examen sérieux et éclairé. Ce sont les résultats de cette expérimentation que nous avons attendus pour appeler l'attention de nos lecteurs sur le traitement de la couperose par l'iodure de chlorure hydrargyreux. Le médicament dont M. le docteur Rochard a le premier signalé les bons effets paraît devoir faire exception à la règle que nous rappelions tout à l'heure, et tout porte à croire qu'à l'exemple du chlorate de potasse, le nouveau composé chimique va prendre dans la thérapeutique une place importante et méritée.

Dès l'année 1855, M. le docteur Rochard insérait dans le *Moniteur des hôpitaux* (11 juin 1855) une note intéressante sur l'emploi de sa médication dans diverses variétés d'acné et en particulier dans l'acné *rosacea indurata*, ou plus vulgairement couperose, affection dont on connaît l'opiniâtreté et la fréquente incurabilité. Les premiers travaux de M. Rochard sur cette nouvelle combinaison datent déjà de loin et remontent à l'année 1842 ; mais ce n'est que depuis les publications successives faites par ce praticien dans le *Moniteur des hôpitaux*, pendant les années 1855 et 1856, que la nouvelle médication a acquis une certaine notoriété. Dans ces différents articles l'auteur exposait quelques-uns des nombreux cas de guérison obtenue par lui, grâce à ce moyen, chez des malades atteints de couperose qui auraient été jusque-là réfractaires à tous les traitements ; il insistait encore sur les avantages qu'on pouvait tirer de l'emploi de cet agent médicamenteux dans certaines affections chroniques de la peau, lupus, eczéma, psoriasis, lichen, etc. M. le professeur de l'hôpital des Cliniques a eu lui-même l'occasion d'observer plusieurs cas de guérison par ce moyen, entre autres chez une malade qu'il a pu voir six mois après, et chez laquelle la guérison s'était maintenue ; aussi a-t-il trouvé le sujet assez important et assez neuf pour servir de texte à l'une de ses leçons cliniques.

Le moment nous paraît donc venu de signaler un incontestable progrès dans le traitement des maladies cutanées.

En appliquant ce traitement avec persévérance, M. Rochard a pu triompher d'un grand nombre de couperoses les plus graves, et dont la plupart avaient longtemps été traitées sans succès par des hommes compétents ; l'auteur en cite un certain nombre d'exemples dignes de fixer l'attention. L'acné ne serait pas, d'ailleurs la seule affection cutanée à laquelle la nouvelle méthode pourrait s'appliquer avec grands avantages ; la scrofule et beaucoup de variétés de *dartres* en sont aussi très-heureusement influencées.

Un mot sur la théorie à l'aide de laquelle M. Rochard entend expliquer l'influence bienfaisante de sa pommade. En employant cette médication, il n'espère pas juguler instantanément la maladie, et il ne craint pas de la répercuter ; il s'efforce, au contraire, d'imiter les procédés à l'aide desquels la nature tend à la guérison. Quand la guérison spontanée ou provoquée survient chez un malade atteint de couperose ancienne, c'est, dit-il, au moyen d'une éruption aiguë ou poussée ; c'est à l'aide de cette poussée que le principe morbide se fait jour au dehors et débarrasse l'économie. Par les poussées répétées que provoque l'application du topique, l'auteur est persuadé qu'il atteint le même résultat, puisqu'il n'a jamais vu la couperose être remplacée par aucune maladie, aucune incommodité, qu'on pût rapporter à une répercussion.

Nous pourrions citer ici quelques-uns des faits que public M. Rochard, et qui nous paraissent très-concluants. Mais, pour ne pas donner trop d'étendue à cet exposé, nous résumerons l'intéressante observation publiée dans le *Moniteur des hôpitaux* (26 juillet 1856). Rappelons toutefois que, dans les observations de M. Rochard, il s'agit de couperoses anciennes avec pustules suppurées et indurées, et épaississement considérable de la peau du visage, et que, dans ces cas rebelles à toutes les médications antérieures, la guérison a pu être généralement obtenue après quelques mois de traitement.

OBSERVATION. — J. M....., couturière, trente ans, entre le 7 avril 1856 à l'hôpital des Cliniques, service de chirurgie. Vers l'âge de sept ans, elle a vu apparaître pour la première fois, sur le menton et sur le nez, de gros boutons rouges qui envahirent bientôt toute la face. La menstruation s'établit à l'âge de seize ans, mais avec difficulté ; les règles étaient irrégulières, insuffisantes ; tiraillements d'estomac, inappétence. Les préparations ferrugineuses modifièrent heureusement les fonctions menstruelle et digestive ; mais les boutons continuèrent à se développer en grand nombre sur le nez, les joues, les lèvres, et principalement le menton. En 1848, une exaspération de l'acné détermina la malade, qui jusque-là n'avait suivi aucun traitement, à consulter M. le docteur Lehelloco, qui prescrivit des purgations fréquentes et une tisane amère. La malade se soumit à cette prescription pendant six mois environ, puis l'abandonna pour la reprendre l'année suivante ; elle ne remarqua aucun changement dans son état.

En 1851, J. M.... s'adressa à un homœopathe, dont elle suivit le traitement pendant dix-huit mois sans aucun succès ; enfin, vivement affligée de l'aspect hideux que prenait son visage, elle se présenta à la consultation.

État actuel : J. M... présente sur toutes les parties du visage, excepté le front, un grand nombre de pustules volumineuses, très-indurées, qui ne suppurent jamais ; leur extrémité laisse parfois échapper quelques gouttelettes de sang. Les pustules très-nombreuses qui ont leur siége sur le nez donnent à cet organe un volume considérable ; les tissus, hypertrophiés et très-denses, procurent à la malade une sensation de pesanteur au bout du nez, surtout quand elle baisse la tête. La coloration de la peau est d'un rouge lie de vin ; cette coloration s'étend enfin sur les joues, principalement sur celle du côté gauche, où, en outre des pustules, se remarquent des tubercules assez volumineux et très-durs. Quelques pustules occupent la lèvre supérieure, mais le menton en est surtout criblé ; elles sont variables dans leur volume et dans leur induration ; on voit dans leurs interstices des saillies arrondies, d'un blanc mat, qui ne sont autre chose que les cicatrices très-anciennes de pustules qui ont guéri spontanément par la suppuration. Peau très-épaisse dans les parties affectées ; santé générale languissante ; peu d'appétit ; constipation opiniâtre ; règles pâles et insuffisantes ; toux sèche, qui persiste quelques jours après les règles.

Traitement : La première application de la pommade est faite le 8 avril par M. Rochard. Vu la gravité du cas, cette application s'est composée d'un plus grand nombre d'onctions que dans les cas ordinaires ; la même modification a été apportée à toutes les applications.

Le 13 juillet, la marche rapide de la résolution des pustules permet d'espérer une guérison complète très-prochaine, puisque les autres parties du visage ont repris leur état normal et que la santé générale s'est notablement améliorée. La malade sort de l'hôpital.

Le traitement continué pendant quelque temps encore, la guérison a été définitive.

Cette remarquable observation et le succès qui a couronné le traitement dans un cas aussi grave n'indiquent-ils pas tout le parti qu'on pourrait tirer rapidement de cette utile médication dans des cas moins anciens et d'une intensité plus modérée ? (*Moniteur des hôpitaux.*)

II

OPINIONS DE PLUSIEURS ORGANES DE LA PRESSE MÉDICALE ET SCIENTIFIQUE SUR LE TRAITÉ DES MALADIES DE LA PEAU DE M. FÉLIX ROCHARD.

Voici d'abord en quels termes s'est exprimé un éminent professeur, en présentant ce livre à l'Académie impériale de médecine :

« Il est peu de médecins , dit M. Velpeau, qui igno-
» rent que M. Rochard s'est occupé, depuis plusieurs
» années, de certaines maladies de peau, et qu'il les
» traite par des méthodes qui lui sont propres. Ce vo-
» lume, qu'il offre aujourd'hui au public, est l'exposé
» très-bien fait et très-intéressant des doctrines et du
» mode d'opérer de M. Rochard. » (UNION MÉDICALE ,
18 juillet 1860.)

Gazette hebdomadaire de médecine et de chi-

rurgie, t. VII, n° 33, page 542. Extrait de l'analyse par M. le docteur DELASIAUVE :

En considérant les qualités exceptionnelles qui distinguent le livre de M. Rochard, l'horizon inattendu qu'il ouvre à la science et à la pratique, son mérite de composition et de style, on peut sans crainte lui prédire un succès assuré. Cet exemple, du reste, prouve une fois de plus combien la concentration de l'esprit sur un seul sujet peut communiquer de force. L'encyclopédisme aura beau prétendre, les détracteurs des spécialités auront beau s'agiter, ils n'aboliront jamais cette loi, qui, dans le présent comme par le passé, livre le secret des plus importants progrès à ceux qui circonscrivent leurs efforts dans un cercle étroit et accessible.

Le lecteur se demandera peut-être si M. Rochard a borné aux dartres ses applications épispasiques. Il n'en est rien, et nous commettrions une omission regrettable en ne donnant pas, à ce propos, une courte explication. Un lien étroit unit la famille des dartres. De leur examen découle la théorie, claire et précise. M. Rochard a craint d'altérer cette évidence en associant aux variétés précédentes des faits ou dont le caractère est moins nettement décidé, ou qui s'offrent dans un état de complication épineux. Ces faits, néanmoins, existent, et en assez grand nombre. M. Rochard a traité notamment beaucoup de lupus et de teignes. Franchissant même le cadre des affections cutanées, il a opposé le plus heureusement du monde à la scrofule et aux engorgements strumeux les préparations d'iode et de calomel. On remarque, en effet, que ce moyen, outre son action topique, met énergiquement en jeu les fonctions viscérales. Des écrits antérieurs ont déjà consigné toutes ces circonstances ; mais en ce moment même M. Rochard prépare les bases d'un second ouvrage, destiné à compléter celui dont l'opinion est actuellement saisie, et qui viendra lui donner une consécration irrévocable.

Union médicale (nouvelle série) du 26 août 1860. Extrait de l'analyse par M. le docteur Amédée LATOUR :

En définitive, on trouve à signaler dans cet ouvrage une classification nouvelle, basée sur une étiologie plus satisfaisante que celle des autres dermatologistes, une doctrine pathologique qui paraît fondée sur une interprétation judicieuse des faits, et enfin, condition plus essentielle encore, une thérapeutique spéciale dont les résultats méritent l'attention des praticiens.

Journal des connaissances médicales et pharmaceutiques, n° 3, 30 janvier 1861. Extrait de l'analyse par le docteur BENI-BARDE :

Il y a eu et il y a encore de très-bons livres ; il y en a qui ne méritent pas toujours cette qualification ; quoi qu'il en soit, je soutiens que celui dont je veux parler aujourd'hui est du petit nombre de ceux qui vous instruisent en vous charmant.

Bien que petit quand on le compare à d'autres, on se tromperait si on croyait voir dans ce livre une de ces publications qui s'improvisent et qui passent ; c'est un gros livre, d'une œuvre réfléchie, où la pensée souvent profonde est servie par une logique étonnante et un style toujours parfait. La faiblesse de notre esprit paresseux, qui aime à s'instruire sans fatigue, a été parfaitement comprise par l'auteur ; je l'en remercie sincèrement pour mon compte, en lui disant avec ce philosophe du dernier siècle, Diderot, si je ne me trompe : « Il n'est pas mauvais de ponctuer ses périodes avec des fleurs. »

Aujourd'hui donc, les maladies cutanées sont décrites partout ; tout le monde en parle, et naturellement les opinions sont bien diverses. Les uns, pour prouver le néant de certaines théories, en inventent d'autres. C'est que malheureusement notre science n'est pas comme la géométrie, elle ne se prête pas à la simplicité des lois immuables. Les opinions arrêtées n'appartiennent qu'aux doctes, le vulgaire flotte entre les extrêmes. Certaines de ces opinions sont formulées dans le livre de M. le docteur Rochard, et c'est parce qu'elles sont passées dans son esprit à l'état de conviction qu'il les a livrées loyalement au public.

. . . . L'auteur est entré dans toutes les questions ;

il les a traitées à sa guise, souvent avec une grande
érudition, toujours avec un style attrayant ; je lui ai
trouvé de l'originalité là où chez quelques autres on ne
rencontre que mortels ennuis. En finissant, s'il m'est
permis de formuler un désir : je souhaite à M. Rochard
que son livre soit lu.

*Journal de médecine, de chirurgie et de phar-
macologie* (Bruxelles), 9 août 1861. Extrait de
l'analyse par M. le docteur BOUGARD :

. . . . . . Après ces généralités, l'auteur décrit, avec
beaucoup de soin, l'eczéma, depuis l'historique jusqu'au
traitement. Nous devons signaler plus particulièrement
les paragraphes relatifs au siége anatomique, aux récidives, aux variétés de l'eczéma.

L'auteur décrit ainsi successivement le psoriasis, le
pityriasis, le lichen, le prurigo, l'impétigo, le sycosis ;
à propos de cette dernière maladie, l'auteur examine
et discute, avec infiniment de talent, les difficiles questions de parasitisme et de génération spontanée ; il y
introduit des notions anatomiques et physiologiques
nécessaires non-seulement pour la solution de la controverse actuelle, mais encore pour jeter de nouvelles
lumières sur l'ensemble de la pathologie cutanée. Enfin,
il décrit l'acné et ses variétés. Le tableau que M. Rochard fait de ces diverses affections est tracé de main
de maître, d'une clarté parfaite, exempt de détails su-

perflus, d'une franchise et d'une sûreté d'expressions remarquables, abordant carrément les difficultés les plus ardues pour leur donner une solution profondément raisonnée, réfutant sans hésiter les opinions des grands maîtres qu'il croit erronées, examinant avec soin les moyens de guérison proposés, et, sans s'interdire de recourir parfois à quelques-uns de ces médicaments, recommandant pour toutes ces affections le moyen qu'il préconise avec une confiance inébranlable. M. Rochard termine son livre en rapportant vingt observations de dartres rebelles à tous les moyens, guéries promptement par l'emploi de sa pommade.

A nos yeux, l'œuvre de M. Rochard a un très-grand mérite : non-seulement il met entre les mains une arme nouvelle et qui paraît très-puissante contre des affections qui ne résistent que trop souvent aux agents que nous possédons, mais encore il fournit, sur une foule de points controversés, des données et des aperçus nouveaux dont on devra tenir compte désormais. Nous ne saurions trop recommander ce livre à l'attention des amis du progrès.

La médecine contemporaine (22 juin 1861). Extrait du Rapport lu à la Société médicale du 8me arrondissement, dans la séance du 6 juin 1861, par M. le docteur LINAS.

Je viens remplir une facile et agréable mission : vous parler d'un bon livre.

Il est intitulé *Traité des maladies de la peau*. L'auteur, vous le connaissez tous; il est des nôtres : c'est M. Félix Rochard.

Quant à l'œuvre, beaucoup d'entre vous la connaissent déjà, sans doute, et ont pu l'apprécier ; d'autres probablement ont oublié de la lire ou n'en ont pas eu le loisir. Aux premiers, je vais rappeler les impressions d'une lecture utile ; aux seconds, j'inspirerai, je l'espère, le regret de n'avoir pas lu ce livre et le désir de le dire.

Le rapporteur, arrivé à la fin de sa tâche, ajoute :

Je vous demanderais pardon d'avoir si longtemps abusé de votre bienveillante attention, si je ne venais pas de vous entretenir d'un livre recommandable à tous égards.

Le *Bulletin général de thérapeutique médicale et chirurgicale*, 15 mai 1861. — Malgré sa véhémence, la critique non signée du livre de M. Rochard est forcée par l'évidence des faits à faire cet aveu :

...... Mais il y a dans ce livre une vue thérapeutique nouvelle qui ne manque certainement pas d'originalité, et qu'on trouve largement exposée là, et qu'on ne trouve guère que là.

Tout le monde sait que la médication topique que M. Rochard oppose aux déterminations locales de l'herpétisme, c'est le composé d'iode et de calomel. Cet agent, employé suivant une méthode que l'auteur décrit longuement, détermine sur les points où il l'applique une sorte de poussée qui, dans une certaine mesure, peut être assimilée à ce que depuis longtemps on appelle la *poussée thermale*. Seulement, ici, l'effet de la réaction est général ; là, il est borné au point même où agit l'agent médicateur. L'auteur a bien recours en même temps à quelques autres moyens que la tradition consacre ; mais le point essentiel de la médication consiste évidemment dans l'action topique du nouveau composé chimique, et il explique son efficacité par l'expulsion de produits morbides semblables ou analogues à ceux fournis par l'organe affecté. En deux mots, le composé d'iode et de calomel est une sorte de maturatif spécifique qui, en dégorgeant les tissus malades, les ramène à l'état normal. Cette théorie est bien simple, il ne faut pas grand effort d'imagination pour la comprendre ; mais qu'importe, si elle est vraie ? et nous croyons qu'elle est *vraie*.

Enfin, la *Revue médicale* du 15 novembre 1860 termine l'analyse du livre de M. Rochard en constatant « les succès remarquables d'une méthode nouvelle et efficace dont, en définitive, M. Rochard a enrichi la thérapeutique. »

La *Presse*, feuilleton du 27 avril 1861, Bibliographie par M. Louis FIGUIER.

— M. le docteur Félix Rochard, médecin adjoint de la prison des Madelonnettes, est un de nos praticiens qui se sont occupés avec le plus de succès de l'étude des maladies de la peau. Il fait de cette étude le sujet d'un cours à l'École pratique de la Faculté de médecine, et il vient de consigner dans un ouvrage qui a pour titre *Traité des maladies de la peau* le résultat de ses observations sur la matière.

Depuis Alibert, qui, par ses remarquables travaux, a créé la *dermatologie*, les maladies cutanées ont été cent fois décrites avec exactitude ; mais l'accord cesse quand il s'agit de la théorie comme du traitement de ces affections. Les opinions que M. le docteur Rochard formule dans son ouvrage sont d'une netteté qui ouvre une libre carrière à la discussion.

L'ouvrage débute par une étude anatomique du système cutané. M. Rochard prouve que toutes les parties de ce système, quelle que soit leur diversité apparente, sont formées des mêmes éléments de texture, et qu'elles ont, en outre, une source commune de régénération. De cette unité de composition anatomique de la peau découle l'analogie entre les diverses maladies du sys-

tème cutané, ce qui rend plus admissible la thèse favo-
rite de l'auteur, consistant à dire qu'un même médicament peut être utilement employé dans des cas de
maladie cutanée très-différents en apparence.

La classification des maladies cutanées adoptées par
l'auteur est claire et précise ; c'est une combinaison des
travaux de ses devanciers. M. Rochard a fait une très-
heureuse synthèse, dans sa classification, des éléments
divers et confus qui avaient rendu jusqu'ici presque impossible l'exposition lucide de cette partie de la médecine.

L'étude des dartres occupe une grande place dans
le livre de M. Rochard, et son médicament de prédilection, c'est-à-dire le composé d'iode et de calomel,
y est étudié sous tant d'aspects que l'on pourrait considérer cet ouvrage comme une véritable monographie
clinique de ce précieux médicament, dont l'emploi est
de date assez récente.

C'est par l'examen approfondi de l'action locale de
ce médicament que M. le docteur Rochard a été conduit à formuler un aperçu vraiment nouveau de thérapeutique générale, sur lequel nous demanderons la per-
mission d'insister un moment.

On reconnaît en thérapeutique quatre méthodes :
l'antiphlogistique, l'astringente, la dérivative et la substitutive. Ces modes curatifs ne sont peut-être pas les
seuls d'après M. Rochard. L'interprétation des effets
thérapeutiques de l'agent chimique l'a conduit à penser
que la nature aurait agi dans cette circonstance par des

voies encore inappréciées. En quoi consiste, d'ailleurs, ce médicament? quel est son mode d'action? Comme l'indique sa composition, *iode* et *calomel*, son efficacité s'explique sans doute par cette circonstance qu'il réunit les agents dont les effets thérapeutiques ont été le plus constamment et le plus anciennement constatés. Bien avant la nouvelle combinaison saline, l'iode et le calomel avaient été utilisés par plusieurs médecins, et notamment par Alibert, dans la curation des dermatoses dartreuses. M. Rochard a mis lui-même ce médicament en usage depuis 1842.

Dès les premières applications de ce composé, qui est employé en onctions, sous forme de pommade, on voit la plaie s'animer, la chaleur augmenter, la circulation s'accélérer; il se produit ensuite un gonflement, bientôt suivi d'une tension douloureuse. C'est là la *période d'excitation*. Dans une seconde période, il y a une sorte de détente à la suite de l'exsudation des matières qui se dessèchent, tombent et laissent à nu une surface déjà moins malade. Dans les applications successives, les phénomènes se produisent invariablement les mêmes. Seulement, à mesure que l'amélioration se prononce, les excrétions tendent à diminuer, la peau perd insensiblement sa teinte normale, et un moment arrive où les onctions ne produisent plus d'effet : la guérison est obtenue.

A propos de ces onctions, M. Rochard signale une circonstance importante jusqu'ici non observée. En vertu d'une propriété élective n'exerçant son action que sur les éléments anatomiques, siége de l'éruption, les produits éliminés se trouvent identiques avec ceux que chacun de ces éléments fournit dans son état normal. Selon l'auteur, l'*acné* fait exsuder une matière graisseuse propre aux glandes sébacées; dans l'*eczéma,* c'est un flux séreux; dans les dartres squameuses, *psoriasis,* *pityriasis,* etc., dues à une injection lente des capillaires sanguins, on a une squame ou des débris de squame, et dans l'*impetigo,* provenant des vaisseaux lymphatiques, une éruption croûteuse jaunâtre de lymphe desséchée.

Alibert avait imaginé le nom de *poussée* pour exprimer le mouvement éruptif qui se produit sous l'influence des eaux de Louesche. Mais cette poussée thermale affecte toute l'étendue de la peau, sans exception, tandis que le nouveau sel agit exclusivement sur les endroits où siége la dartre, les parties voisines restant intactes. Par suite de ces remarques, M. Rochard a été conduit à donner le nom de *méthode locale expulsive* à cette puissante attraction du dedans au dehors, qui amène l'expulsion des matières excrétées, et qui semble constituer, comme nous le disions plus haut, un genre nouveau d'action thérapeutique.

Pour résumer ce qui concerne le *Traité des maladies de la peau,* de M. Rochard, nous dirons que, par l'étude anatomique de la peau, l'auteur a été conduit à remonter à l'origine des maladies cutanées et spécialement

des affections dartreuses, à déduire leurs différences
anatomiques, et à ajouter singulièrement, par l'emploi
de l'iode et du calomel, aux ressources dont la thérapeutique dispose contre ces rebelles affections.

Correspondance médicale de l'*International* sur les maladies de la peau.

Paris, le 19 janvier 1866.

Le docteur Félix Rochard, qui a pris une place si
distinguée parmi les médecins spécialistes, a publié
récemment des travaux remarquables sur les maladies
de la peau, maladies sur lesquelles il vient de jeter des
lumières tout à fait nouvelles, et qui se trouvent expo-
sées avec le double talent du praticien et du novateur
convaincu dans un ouvrage intitulé *Traité des maladies
de la peau*.

Le docteur Rochard a une méthode à lui, consacrée
par des expériences que le temps, l'étude et des cures
nombreuses aujourd'hui ont consacrées définitivement.
C'est cette méthode que je voudrais tâcher d'exposer
devant vos lecteurs, en appelant à l'appui de mes propres affirmations l'opinion d'hommes éminents. Éclairé
dans ces études par ces paroles du célèbre Alibert :
« L'homme s'est toujours cherché dans son intérieur,
il s'est négligé dans son enveloppe; » paroles qu'il a
données pour épigraphe à son ouvrage, le docteur
Rochard a introduit dans la science des idées incontes-

tablement nouvelles sur l'anatomie et la physiologie de
l'enveloppe cutanée; de là à la découverte d'un traitement particulier pour les affections dont celle-ci pouvait être atteinte, il n'y avait qu'un pas pour un aussi
habile praticien que le docteur Rochard. Et d'abord,
après une savante et définitive discussion, il a adopté
la définition de *dartres* pour désigner les maladies que
d'autres illustrations médicales rangeaient dans la même
catégorie que la scrofule et la syphilis ; mais en adop-
tant le mot, le docteur Rochard a précisé avec une rare
clarté le caractère des maladies qui composent « le
groupe dartreux » et a fixé le siége anatomique où s'ac-
complit « leur évolution tout entière » .

Pour arriver à l'exposition la plus nette de ses idées,
le docteur Rochard a procédé par investigations microscopiques pour distinguer le derme des éléments superposés ; il l'attribue naturellement au sang , dont les anciens, dans leur ignorance de la circulation , méconnais-
saient l'influence sur les affections internes et externes, et
il en fait le siége d'un « mouvement congestif » qui est la
base de toute sa méthode; ce mouvement congestif, se
traduisant dans les dartres par une inflammation lente
et chronique, se particularise « selon les points d'élection » qu'il affecte. Cette « congestion » a une cause
évidemment, et cette cause, sinon toujours, le plus souvent du moins, produit un effet local, lors même qu'il
y aurait une affection générale en jeu. Or, la méthode
du docteur Rochard a pour but, sans négliger le géné-

ral, de combattre l'effet particulier, et, par ses traitements, d'augmenter la « vitalité fonctionnelle des tissus
affectés » ; l'action du médicament exerce dès lors
non-seulement une influence puissante, mais élective,
« sur les éléments malades ». C'est ce que l'expérience a
confirmé par le développement rapide des caractères et
les sécrétions propres à chacune des affections cutanées
que le savant praticien décrit avec une précision qui
n'échappe pas aux gens les moins familiarisés même
avec la science.

Le docteur Rochard a été naturellement conduit à
étudier l'influence des eaux sur la peau ; de savantes
observations présentées par lui dans la *Gazette des
Eaux* (n° du 4 janvier 1866) résument et spécifient son
opinion sur les eaux minérales employées comme médicament. Cette opinion est très-nette et très-carrée. Le
docteur Rochard ne croit pas à la spécificité des sources par l'absorption cutanée ; « on n'en citerait pas *une*,
dit-il, qui guérisse régulièrement et constamment l'eczéma, le psoriasis, le lichen, l'acné, etc.) Le docteur
Rochard conclut donc sur ce point comme voici :
« 1° L'absorption cutanée étant variable, insuffisante,
les bains minéraux ne peuvent être regardés comme
des agents médicamenteux ; 2° trop diffuse, ne modifiant pas profondément les tissus, leur action topique
ne produit que rarement des cures radicales et laisse le
champ ouvert aux récidives. » En cela, le docteur
Rochard n'est point d'accord avec l'illustre Alibert, qui

avait attribué aux eaux de Louesche une spécificité qui, selon lui, se manifestait par la *poussée*. Le docteur Rochard admet bien la *poussée*, c'est-à-dire l'affirmation extérieure du travail de l'absorption des eaux ; mais, pour lui, cette *poussée*, étant générale, nuit à l'action qu'on croit qu'elle exerce sur la partie affectée de la peau. L'application locale du nouveau composé chimique a pour effet d'attirer violemment à l'extérieur les produits morbides, qui s'accumulent sur la surface cutanée, se dessèchent et tombent. La répétition du médicament appliqué tant qu'il a de l'action sur la partie malade amène la cure.

On comprend comment la localisation du mal a dû nécessairement conduire le docteur Rochard à la possibilité de classer les espèces d'affections dartreuses, ayant chacune son origine dans les éléments qui président à la génération et à l'entretien du tégument externe. Selon l'élection qu'elle affecte et en raison de sa sécrétion, « sitôt que la congestion initiale porte atteinte à l'ordre régulier »., on peut, avec la méthode du docteur Rochard, suivre scientifiquement la formation des dartres et se rendre compte de leur nature. J'ai dit que le docteur Rochard faisait jouer au sang le rôle principal dans les affections auxquelles il a consacré le curieux livre que je vous fais parcourir en ce moment au pas de course ; mais, pour que la vie s'exerce dans sa plénitude, il faut, outre l'intégrité du sang, dit l'auteur, tenir grand compte de l'absorption gastro-intestinale, de la respiration, du système lymphatique ; trois fonctions dont je n'entreprendrai pas de vous faire la description. La première condition, selon M. Rochard, est donc, dans un cas d'affection dartreuse, de rechercher l'état du sang, et dès que l'action expulsive du topique est entravée, c'est qu'il y a un vice dans le sang, vice originel ou accidentel. Alors ce n'est plus seulement le mal local qu'il faut traiter, un traitement général devient nécessaire.

J'ai dit plus haut que le docteur Rochard n'admettait que sous certaines conditions le bienfait des eaux minérales par l'absorption cutanée ; mais, loin d'en repousser absolument l'effet curatif, il emploie les eaux minérales en boisson, leur efficacité étant ainsi plus immédiate ; mais il a soin d'ajouter que « les eaux minérales combattent plutôt ces altérations sanguines ou les complications quelconques qui accompagnent les dartres, qu'elles ne guérissent les dartres elles-mêmes ».

Nos lecteurs comprendront, Monsieur le rédacteur, que je ne puis, malgré le soin que je mets à généraliser les points principaux sur lesquels s'appuie le remarquable et intéressant ouvrage de M. le docteur Rochard, qu'en donner une bien vague idée. Mais j'aurai atteint mon but si je parviens à éveiller assez vivement leur attention pour qu'ils aient la pensée de lire ce livre aussi curieux que saisissant par la forme et par l'éloquence de la démonstration.

Quant à la méthode de M. le docteur Rochard, je

serais fort mal venu à essayer même de la discuter,
lorsque les preuves du succès sont là nombreuses, tant
dans la clientèle même du savant praticien que dans les
hôpitaux où les plus illustres de ses confrères l'ont
appelé au secours d'affections persistantes et en apparence incurables ; les dartres ordinaires, les dartres
compliquées, la couperose, cette maladie si cruelle
pour les femmes, n'ont pas résisté à sa médication.

« Nous sommes heureux de reconnaître que le temps
est arrivé, disait le *Moniteur des hôpitaux* du 22 juillet
1856, de proclamer sans hésiter qu'un progrès signalé
est accompli en thérapeutique. » M. le professeur
Nélaton, de qui le nom illustre dit tout, a consacré
une leçon tout entière à l'hôpital des Cliniques à l'examen de la méthode du docteur Rochard, et il a cité des
cas à lui connus où il a pu constater l'efficacité de la
méthode. Après M. Nélaton, c'est M. Velpeau qui, en
présentant le livre de M. Rochard à l'Académie de
médecine, l'a déclaré « très-bien fait, très-intéressant ».
Comme exposé de sa méthode, la *Gazette hebdomadaire de médecine et de chirurgie* déclare que ce livre
ouvre un « horizon inattendu à la science et à la pratique ». L'*Union médicale* signale le livre de M. Rochard
comme présentant « une doctrine pathologique fondée
sur une interprétation judicieuse des faits et une thérapeutique spéciale dont les résultats méritent l'attention
des praticiens ».

J'aurais vingt autres citations à faire, empruntées

aux recueils spéciaux les plus autorisés ; mais ce que j'en ai dit, et les cures signalées à l'Hôtel-Dieu, à la Charité, à l'hôpital Beaujon, à l'hôpital des Cliniques, et l'appel adressé à M. le docteur Rochard par les plus illustres praticiens en des cas extrêmes, n'est-ce pas assez pour justifier la pensée que j'ai eue d'entretenir nos lecteurs de ce livre et de cette méthode, autour desquels il doit se faire nécessairement grand bruit ?

III

GUÉRISONS OBTENUES PAR M. F. ROCHARD DANS LES HÔPITAUX
DE PARIS.

A l'*Hôtel-Dieu*, un lupus érythémateux, un psoriasis, un cas fort grave d'acné rosacée (couperose) infructueusement soignés à l'hôpital Saint-Louis, ont été traités et guéris dans le service du docteur Piédagnel.

A la *Maison municipale de santé*, MM. Monod et Demarquay ont constaté les avantages de la nouvelle méthode chez une infirmière atteinte d'une couperose pustuleuse depuis plus de vingt années, et qui avait résisté aux divers traitements de l'hôpital Saint-Louis. Cette affection hideuse du visage était considérée comme incurable.

A la *Charité*, M. le docteur Ch. Bernard a été témoin de cures complètes de lupus, d'acnés, de psoriasis rebelles, et traités sans succès à l'hôpital Saint-Louis.

A *l'hôpital Beaujon*, M. Robert, reconnaissant la supériorité de la nouvelle médication sur les autres moyens, a publié une observation de sycosis pustuleux et tuberculeux, que M. Rochard a guéri dans son service. (Voir le *Moniteur des hôpitaux* du 25 mai 1858.)

A l'*hôpital des Cliniques*, guérison de plusieurs acnés rebelles ; les observations se trouvent dans le *Moniteur des hôpitaux* (1855 et 1856). M. le professeur Nélaton a bien voulu en faire le sujet d'une leçon qui se trouve reproduite à la page 199.

Enfin, M. le professeur Andral a pu constater, chez une jeune femme qu'il avait confiée aux soins de M. Rochard, la guérison complète d'un *eczéma invétéré* en même temps qu'une notable amélioration de la santé générale. — Pas de récidive depuis deux ans passés.

Nota. Du reste, on peut, pour plus de renseignements, consulter le livre de M. Rochard, qui contient toutes les données scientifiques et rationnelles sur lesquelles est fondée sa thérapeutique spéciale : *Traité des maladies de la peau*, Paris, chez Adrien Delahaye, libraire, place de l'École de Médecine, 23. Prix : 6 francs *franco*.

FIN.

9 7 8 2 0 1 4 1 0 6 6 2 6